Diogenes Taschenbuch 24460

de
te
be

BANANA YOSHIMOTO, geboren 1964, hieß ursprünglich Mahoko Yoshimoto. Ihr erstes Buch *Kitchen* schrieb sie während ihres Studiums, sie jobbte nebenbei als Kellnerin in einem Café und verliebte sich dort in die Blüten der *red banana flower*, daher ihr Pseudonym. Ihr Debütroman verkaufte sich auf Anhieb millionenfach – ein Phänomen, für das man die Bezeichnung ›Bananamania‹ fand. Sie schrieb zahlreiche Bücher, die auch außerhalb Japans ungewöhnlich hohe Auflagen erreichten.

Banana Yoshimoto

Lebensgeister

Aus dem Japanischen
von Thomas Eggenberg

Diogenes

Titel der 2011 bei Gentosha Publishing Co., Ltd.,
Tokyo, erschienenen Originalausgabe:
›Sweet Hereafter‹

Die deutsche Erstausgabe
erschien 2016 im Diogenes Verlag
Die deutschen Übersetzungsrechte
mit der Genehmigung von
Gentosha Publishing Co., Ltd.,
unter Vermittlung von Zipango, S. L.
Der Song ›Lover Lover Lover‹
mit freundlicher Genehmigung von
M&T: Leonard Cohen

Covermotiv: Illustration von Yoshinori Mizutani

Veröffentlicht als Diogenes Taschenbuch, 2018

www.diogenes.ch
40/18/36/1
ISBN 978 3 257 24460 1

Lover Lover Lover

I asked my father
I said, Father change my name
The one I'm using now it's covered up
With fear and filth and cowardice and shame

Yes and lover, lover, lover, lover, lover, lover, lover
come back to me
Yes and lover, lover, lover, lover, lover, lover, lover
come back to me

He said, I locked you in this body
I meant it as a kind of trial
You can use it for a weapon
Or to make some woman smile

Yes and lover, lover, lover, lover, lover, lover, lover
come back to me
Yes and lover, lover, lover, lover, lover, lover, lover
come back to me

Then let me start again, I cried
Please let me start again
I want a face that's fair this time
I want a spirit that is calm

Yes and lover, lover, lover, lover, lover, lover, lover
come back to me
Yes and lover, lover, lover, lover, lover, lover, lover
come back to me

I never never turned aside, he said
I never walked away
It was you who built the temple
It was you who covered up my face

Yes and lover, lover, lover, lover, lover, lover, lover
come back to me
Yes and lover, lover, lover, lover, lover, lover, lover
come back to me

And may the spirit of this song
May it rise up pure and free
May it be a shield for you
A shield against the enemy

Yes and lover, lover, lover, lover, lover, lover, lover come back to me
Yes and lover, lover, lover, lover, lover, lover, lover come back to me

Yes and lover, lover, lover, lover, lover, lover, lover come back to me
Yes and lover, lover, lover, lover, lover, lover, lover come back to me

Leonard Cohen – *Songs From The Road*

Als ich die Eisenstange bemerkte, wie sie da in meinem Bauch steckte, dachte ich: Verdammt, das sieht nicht gut aus … Ich werde sterben.

Was mich nicht weniger beunruhigte, war der Rost an der Stange. Verrückt. Sollte es in einer solchen Situation nicht vollkommen egal sein, ob die Stange rostig war oder glänzte wie Edelstahl?

Ein heftiger Widerwille packte mich. Wie gebannt starrte ich auf das rostige Ding.

Damals war ich achtundzwanzig und lebte in dem Gefühl, noch eine Ewigkeit vor mir zu haben. Aus dem Nichts wurde ich mit der elementaren Lebenswirklichkeit konfrontiert, dass der Tod tatsächlich unser ständiger Begleiter ist. Ah, da ist er also!, dachte ich ungläubig.

Irgendwann war die Stange dann zwar weg, doch ich spürte sie noch lange Zeit in mir.

Der Unfall geschah auf dem Heimweg zum Wohnatelier meines Freundes Yōichi, er saß am Steuer. Yōichi lebte im Kamigamo-Viertel von

Kyōto, ich in Tōkyō, Hunderte Kilometer weit entfernt.

Es war Spätsommer. In Kurama* hatten wir uns ein heißes Quellenbad gegönnt, waren dann nach Kibune gefahren, um uns im Schatten von üppigfeuchtem Grün ein wenig abzukühlen, und von da aus zurück nach Kyōto. Bis sich die herrlich weite Flusslandschaft des Kamo vor uns ausbreiten würde, war es nur noch ein kleines Stück.

Den kanadischen Sänger und Songwriter Leonard Cohen bewunderte Yōichi über alles. Er liebte seine Musik und hörte sie oft. Auch damals im Auto erklang Cohens tiefe, wundervolle Stimme – eine Liveaufnahme von *Lover Lover Lover*.

Wie schon tausend Mal zuvor, ganz alltäglich, selbstverständlich.

Wir ließen uns gegenseitig viel Freiheit, und wir genossen das beide sehr. Es war mir selbst ein Rätsel, wie ein solcher Raum an Freiheit zwischen Mann und Frau überhaupt möglich war. Ganz langsam, behutsam, mit viel Liebe und Geduld wuchs er heran. Es fühlte sich an wie ein Soufflé oder wie ein frisches, noch warmes Brötchen.

* Kleiner Ort in den nördlichen Hügeln von Kyōto (Anmerkung des Übersetzers)

Plötzlich sahen wir ein Auto direkt auf uns zukommen. Der Fahrer musste eingenickt sein. Yōichi versuchte auszuweichen. Vergeblich. Ein heftiger Aufprall, unser Auto schoss über die Uferböschung und überschlug sich.

Mein Kopf schlug irgendwo auf, Blut spritzte in die Augen, färbte alles rot. Und dann spürte ich auf einmal die Stange, die sich in meinen Bauch gebohrt hatte. Yōichi hatte sich gleich mehrere davon für eine Kunstinstallation besorgt.

Ist Yōichi okay? Oder sterben wir jetzt beide? Was für eine Dummheit, mit Eisenstangen im Auto herumzufahren …

Was mir zuallerletzt durch den Kopf ging, verdichtete sich zu einem unglaublich intensiven Gefühl.

Leonard Cohens tiefe, süße Stimme klang noch immer in meinem Ohr. Reflexartig begann ich still zu beten.

»Wenn es sein muss, muss es eben sein. Ich bin bereit zu sterben, wenn nur Yōichi heil davonkommt. Sollte mir noch ein bisschen Leben vergönnt sein, dann schenke ich es ihm. In meiner Zeit auf Erden habe ich so vieles gesehen und erlebt; wunderschöne Landschaften, unvergessliche Momente. Ich hatte stets ein Dach über dem Kopf, war gesegnet mit guten Eltern und guter Gesundheit, habe jeden Tag viel gelacht und viel gegessen. Für all das bedanke ich mich und hoffe inständig, dass Yōichi weiterlebt.«

Keine Sekunde lang wollte ich lieber selbst gerettet werden. Das überraschte mich und hat mir lange sehr geholfen, ja mich am Ende vielleicht sogar am Leben erhalten.

Ich hoffte nur für ihn, so wie Eltern für ihre Kinder hoffen.

Dieses Gefühl, das mich wie ein weiches, warmes Licht umhüllte, werde ich nie vergessen.

*

Es ist schon oft beschrieben worden, und so ging es auch mir: Für eine Weile befand ich mich in einer unendlich weiten, bezaubernden Welt, umfangen von einem strahlenden Weiß.

Wohin ich auch schaute – überall glitzerte und funkelte es, ich fühlte mich so wohl und so leicht, dass ich am liebsten immerfort vor mich hin geträllert hätte.

Mir schien es, als dauere dieser Zustand mehrere Monate; in Wirklichkeit waren es wohl nur einige Augenblicke oder Tage.

Ich erinnere mich, dass mein geliebter verstorbener Hund während der ganzen Zeit an meiner Seite war. Mein Gesicht in sein warmes Fell kuscheln zu können machte mich glücklich.

Du bist also tot. Aber sein warmes Fell schützt dich, gibt dir Geborgenheit. Und der Himmel ist so schön! Du kannst dich nicht beklagen, redete ich mir gut zu, mach dir keine unnötigen Gedanken.

Ich legte mich hin, schloss die Augen und wollte nichts anderes als meinen Hund riechen. Ein Geruch, viel süßer und verlockender als Drogen oder Alkohol. Ich kostete jeden einzelnen Moment aus und wünschte mir, es möge kein Ende nehmen. Die rosa Haut, die flauschige Wärme ... Hier hat mein treuer Kleiner also gelebt, dachte ich erleichtert und voller Dankbarkeit.

Als der Hund starb, hätte ich nicht so traurig sein dürfen, weil die Trauer hierherweht und das Himmelreich verdunkelt. Nein, das war nicht nötig! Wir hatten eine schöne Zeit miteinander verbracht, waren jeden Tag spazieren gegangen und hatten viel Spaß gehabt. Das reichte doch aus, was wollte ich mehr?

Yōichi soll über meinen Tod nicht traurig sein, wünschte ich mir tief im Herzen, und auch Vater und Mutter nicht. Aber der Gedanke fühlte sich nicht etwa frisch und lebendig an, sondern eigenartig klar, wie etwas, das ganz in sich selbst ruht.

Der Himmel erstrahlte wie eine Aurora oder wie ein Regenbogen in geradezu mystisch anmutenden Farben.

Das Leben leuchtete still. Es erinnerte mich an die Stimmung in der Morgen- oder Abenddämmerung. Wenn ein sanfter Wind durch die Bäume strich, war es, als würden Wolken von flimmerndem Flaum in die Luft gepustet, und die Muster wechselten unaufhörlich, als blicke man durch ein Kaleidoskop. Ich konnte mich nicht sattsehen. Wie bezaubernd das alles ist!, dachte ich ein ums andere Mal.

Da tauchte völlig überraschend Opa auf.

Ich sah, wie sein Motorrad von den Bergen her mir entgegenrollte. Träume ich? Kann es wirklich sein, dass ich meinen verstorbenen lieben Opa wiedersehe?

Als hätte ich mich nie gefragt, ob ich nun tot war oder nicht, ob es mich allein getroffen hatte oder nicht, fühlte ich in meiner Brust ein Entzücken wie im siebten Himmel.

»Steig auf!« Opa deutete auf den hinteren Sitz der Harley.

»Ohne Helm lieber nicht, und abgesehen davon ist mir das Mitfahren nicht mehr so geheuer«, sagte ich zögernd, aber Opa grinste nur schelmisch.

»Wenn wir zurückkommen, fährst du jeden Tag zehn Mal Achterbahn, okay?«

So blieb mir nichts anderes übrig, als wie befohlen aufzusitzen. »Ich komme wieder, warte auf mich, ja?«, sagte ich zu meinem Hund, knuddelte ihn und atmete seinen Geruch tief ein. Als ich mich endlich an Opas Rücken schmiegte, nahm ich einen anderen altvertrauten Geruch wahr. Von Gefühlen überwältigt, fing ich an zu weinen.

»Dass du lebst ... Wahnsinn!«, sagte ich mit Freudentränen in den Augen.

»So ist es«, antwortete er ungerührt. »Sayo, normalerweise geht man mit dem geliebten Tier, das auf einen wartet, über die Regenbogenbrücke ins Himmelreich. Noch nie davon gehört? Dann guck doch mal im Internet ... Du lungerst schon viel zu lange hier am Fuß des Regenbogens herum. Na ja, so hab ich dich wenigstens finden können.«

»Ich mag halt Tiere lieber als Menschen«, sagte ich entschuldigend und schnupperte an Opas kühler Lederjacke, die sich auch so vertraut anfühlte.

»Geh in die Welt zurück, und lebe dein Leben, bevor du wiederkommst. Dein Freund ist schon da rübergegangen, keine Chance, ihn noch mal zu sehen. Musst dich damit abfinden. Hauptsache, du lebst jetzt einfach mal weiter. Ohne nach dem Sinn zu fragen. Halte dich an deine Eltern, sie sind wichtig. 'ne Weile lang wird es ganz schön hart sein. Nicht sofort, sondern nach und nach merkst du, wie es immer schlimmer wird, du hast keine Kraft, und manchmal weißt du vor Verzweiflung nicht mehr, wie es weitergehen soll. Dann denk an diese Landschaft hier, bewahre die Erinnerung daran in deinem Herzen. Sie wird dich tragen und beschützen.«

Rätselhaft, was Opa da erzählte. Gedankenverloren hörte ich zu und wurde immer trauriger. An diesem Ort zeigten sich die Gefühle aber nicht so deutlich; alles war wie in einen traumhaften Schleier gehüllt.

Die unendlich lange, von den Bergen her kommende Straße schlängelte sich bis zum Fluss hinunter.

Es wehte ein sanfter, zärtlicher Wind, wie ich es in Hawaii erlebt hatte, und über mir leuchtete der in tausend Rosa- und Rottönen gefärbte, Himmel.

Wie schön das hier ist, dachte ich wieder, ganz und gar gefangen von dem Zauberreich. Was ich fühlte, was ich sah – alles war so wohltuend, und ich hoffte, es würde kein Ende nehmen. Eine entrückte, still dahindämmernde Welt.

Als Opa starb, war ich in der sechsten Klasse der Grundschule gewesen.

Jeden Tag weinte und weinte ich, die Stimme

heiser, die Augen so geschwollen, dass ich manchmal nicht zur Schule gehen konnte. Dann kam der Klassenlehrer zu mir nach Hause, oder meine Klassenkameraden nahmen mich bei der Hand und begleiteten mich zur Schule.

Mein Opa mit seiner coolen Lederjacke … Er war Bildhauer gewesen, und man hatte sich auf ihn immer verlassen können. Die Kinder liebten es, ihn in seinem Atelier zu besuchen und dort zu spielen. Oma schenkte ihnen Süßigkeiten, Opa ließ sie ungeniert an seinen Skulpturen herumfummeln, und manchmal durften sie sogar ein wenig mithelfen oder sich etwas kaufen gehen. Alle waren gerne bei Oma und Opa.

Wenn ich mal bockig oder betrübt war, fuhr Opa mit mir auf seinem Motorrad in die Nachbarstadt. Dort gab es ein großes öffentliches Badehaus. Die Stadt war nicht weit von Tōkyō entfernt, aber man hatte fast das Gefühl, irgendwo auf dem Land zu sich. Wenn wir uns dann in das prickelnd heiße Freiluftbecken setzten, rundherum Flecken von Grün, heiterte sich meine Stimmung bald auf; es fühlte sich wohltuender an als eine abgelegene heiße Quelle tief in den Bergen. Einmal fuhren wir sogar bis nach Hakone. Von der langen Fahrt taten mir Beine und Po weh, aber es war ein großartiges, unvergessliches Erlebnis.

Auch als Opa bettlägerig wurde, änderte sich nichts an unserer Beziehung. Ich hing sehr an ihm, und bis zum Schluss wusste er genau, wer ich war. Wenn was ist, denk einfach an deinen Opa, sagte er immer wieder zu mir, bevor er starb.

Dass Leben und Tod im selben Raum beieinander wohnen, dass nur ein Haar sie voneinander trennt – daran hatte ich nie gedacht, damals.

An Opas Rücken geschmiegt, gingen mir all diese Gedanken durch den Kopf, und irgendwann verlor ich das Bewusstsein.

Als ich aufwachte, war ich wieder in meinen geschundenen, schmerzenden Körper zurückgekehrt. Alles fühlte sich schwer an, schwer wie Blei. Nur ein Wort zu sagen, einen Finger zu bewegen kostete wahnsinnig viel Kraft. Ohne den eisernen Willen von Körper und Seele ging nichts. Auf einmal erinnerte ich mich an ein Interview mit einem Astronauten, der nach der Rückkehr auf die Erde über die Qual der Schwerkraft gesprochen hatte.

»Nanu?! Wo ist Opa?«, waren meine ersten Worte, als ich wieder zu Bewusstsein kam. Meine Eltern sollen ganz baff gewesen sein.

*

Der Stab hatte sich einfach in meinen Bauch hineingebohrt, konnte aber ebenso einfach wieder herausgezogen werden und hinterließ keine große Wunde. Ich lebte also. Doch selbst eine kleine Wunde hat es in sich, besonders wenn die inneren Organe betroffen sind. Wie Opa vorausgesagt hatte, war der Weg zur Genesung ein harter, steiniger Weg. Es ging mir so schlecht, dass ich fürchtete, mich nicht wieder erholen zu können, aber ich gab nicht auf, und langsam, langsam kehrten irgendwann meine Kräfte zurück.

Mit dreißig konnte ich endlich wieder ein normales Leben führen.

Mein Körper war jedoch nicht mehr derselbe wie früher, er fühlte sich an wie geraspelt; und mir war ein neues Aussehen verpasst worden.

Wenn Leute mich sahen, sagten sie: »Bei so 'ner krassen Veränderung, geht da nicht das Gedächtnis verloren?« Oder: »Das hat bestimmt was mit deiner Nahtoderfahrung zu tun …« Ich fand es amüsant.

Glücklicherweise hatte sich die Verletzung am Kopf nur als tiefe Schnittwunde erwiesen. An einer Stelle, einem langen höckerigen Wulst, der an Frankenstein erinnerte, wuchsen aber keine Haare mehr nach. Immerhin schienen meine grauen Zellen noch zu funktionieren. Na ja, es gab dann doch einige Probleme. Davon handelt diese Geschichte.

*

Mein letzter Wunsch – wie ich selbst geglaubt hatte – ging leider nicht in Erfüllung: Yōichi war sofort tot.

Opa wusste es ja.

Er hatte ein schönes, erfülltes Leben gehabt, viele Freunde, eine intensive Liebesbeziehung mit mir, und der Nachwelt hinterließ er zahlreiche Kunstwerke. Er wird wohl ohne großes Bedauern und langes Zögern in jene andere Welt gegangen sein.

Seine Leiche sah ich kein einziges Mal. Vielleicht fühlte ich mich auch deshalb, als würde ich in der Luft hängen.

Natürlich gibt es ein Grab und in seinem Elternhaus einen buddhistischen Altar. Auch ein Foto hängt dort, ebenso bei mir zu Hause; eines, das sofort verrät, dass der Abgebildete nicht mehr in dieser Welt lebt.

Neulich hatte ich bei seinen Eltern wieder etwas zu erledigen.

Obwohl Yōichi und ich nicht verheiratet waren, behandelten sie mich wie ihre Schwiegertochter.

»Na grüß dich! Hast sicher gelitten bei dieser Hitze«, empfing mich Yōichis Mutter am Hauseingang.

Sie war etwas älter als meine Mutter und trug stets ein Leinenkleid. Mit ihren Slippern an den nackten Füßen trippelte sie mir voraus durch den Gang.

»Wie immer«, hätte ich am liebsten geantwortet, hielt mich aber zurück.

Das Haus, in dem er geboren und aufgewachsen war … Im Wohnzimmer setzte ich mich neben das Sofa, auf dem er gern gesessen hatte, und trank den kalten grünen Tee, den seine Mutter extra für mich zubereitet hatte. Wir sprachen über Neuigkeiten, und ich spürte, wie ich mich allmählich daran gewöhnte, dass er nicht mehr da war, hier, in unserer Gegenwart. Zwar hatten wir noch immer große Mühe, uns das Leben ganz ohne ihn vorzustellen, aber der einzelne, konkrete Moment ohne ihn war einigermaßen erträglich geworden. Mir war, als hätte die Zeit einen rigorosen, viel zu großen Sprung gemacht.

Gegen Abend kam der Vater nach Hause.

Eigentlich war er im Rentenalter, doch der Zeitschriftenverlag, in dem er früher gearbeitet hatte, wollte ein neues Kunstmagazin lancieren, und er half dabei mit. Er war körperlich immer noch recht fit und voller Energie. Sein Gesicht erinnerte mich an Yōichi, abgesehen natürlich von den Spuren des Alters und dem weißen Haar.

Bei Yōichis Eltern fühlte ich mich wohler als anderswo, aufgehoben. Ich war froh, jederzeit herkommen zu dürfen, aber ihnen das auch zu sagen schaffte ich nicht. Stattdessen redete ich lieber über Organisatorisches.

»In Kirishima wird die Ausstellung verlängert. Ich ändere den Vertrag entsprechend und nehme ihn dann gleich mit. Wenn es zeitlich passt, könnten wir ja vielleicht zusammen hinfahren?«

Es war mir unmöglich, über anderes als derlei Dinge zu reden, aber mit Yōichis Eltern verband mich unausgesprochen etwas, was ich mit niemandem sonst hätte teilen können, etwas sehr Kostbares, und ihnen ging es genauso.

»Warum nicht? Fahren wir doch alle zusammen!«

Der Vater verschwand und kam bequem gekleidet ins Wohnzimmer zurück. Wir setzten unser Meeting fort, als wären wir eine kleine Firma. Yōichis Werke lebten. Dieses Leben wollten wir erhalten und bewahren, es schweißte uns zusammen, schenkte uns Frieden.

Wenn wir uns trafen, weinten wir nicht mehr. Wir mussten auch nichts unterdrücken. Anfangs hatten wir uns noch gegenseitig angesteckt. Brach jemand plötzlich in Tränen aus, konnten sich auch die anderen nicht mehr beherrschen und weinten schluchzend los. Jetzt war es eher so, dass jeder seinen Schmerz still mit den anderen teilte.

»Gut, dann reisen wir im Frühherbst nach Kyūshū. Abgemacht?«

Der lockere Gesprächston verriet, wie sehr wir eine Familie geworden waren.

Nach Yōichis Tod hatte ich es mir zur Aufgabe gemacht, mich um seine künstlerische Hinterlassenschaft zu kümmern. Meine Beziehung zu Yōichi, die mir schon vorher viel bedeutet hatte, entwickelte sich mehr und mehr zu etwas, das noch reiner, noch schöner war. Nicht in der Art von Papier- oder Trockenblumen; eher so, als würde unsere Beziehung neu belebt, als würde sie sich durch die Kraft der Liebe in einen Ort ewiger Schönheit verwandeln.

»Bleib doch über Nacht hier. Dann können wir in Ruhe weiter essen und trinken. Morgen musst du ja nicht so früh los, oder?«

Mutter meinte es offenbar ernst, und da auch der Vater vergnügt dreinblickte, antwortete ich: »Darf ich wirklich? … Tja, dann gerne!«

Seit langem wieder einmal blieb ich an dem Abend da.

Yōichis Elternhaus befand sich etwas außerhalb von Tōkyō. Wenn man beim gemütlichen Beisammensein die Zeit vergaß, konnte es leicht passieren, dass man den letzten Zug nach Hause verpasste.

Wir schlürften die Miso-Suppe, die Mutter zubereitet hatte, und aßen ein butterzartes Omelett, wie er es immer geliebt hatte. Dazu tranken wir Sake, plauderten und lachten und naschten von den Häppchen und dem Knabberzeug auf dem Tisch. Und im Fernsehen lief die gleiche Sendung wie früher, als er noch unter uns gewesen war.

Die gemeinsam verbrachte Zeit schweißte uns zusammen. Wir genossen es, im vertrauten Kreis unsere Seelen baumeln zu lassen.

In den Augen seines Vaters und seiner Mutter spiegelte sich, als wäre ich für ihn da, meine eigene Gestalt.

Bei jeder Gelegenheit suchten die beiden meine Nähe und flüsterten mir zu, wie sehr es sie freue, dass es mich gab.

Und auch ihn fand ich in den beiden wieder, so wie ich ihn gekannt hatte.

Ihre Hände, ihre Körperhaltung, wie sie schaute, wie sich ihre Haut anfühlte … In jedem Detail erhaschte ich einen Teil von ihm.

Nur wenn ich mit ihnen zusammen war, kam es mir vor, als würde die Zeit stillstehen; und als wäre es völlig in Ordnung, die Zeit stillstehen zu lassen. Denn obwohl meine Gegenwart nicht mehr so wichtig war wie noch am Anfang, spürte ich in diesen Momenten doch sehr stark, dass ich gebraucht wurde, dass ich etwas für sie tun konnte.

»Ach, schon zwei Jahre ... Nächsten Monat ist Schluss mit seinem Atelier«, sagte Mutter.

»Es ist fast alles erledigt. Den Lagerraum für die Kunstwerke, den Transport und was sonst noch nötig ist, hab ich organisiert.«

»Schade, dass wir das Atelier nicht für immer behalten können. Aber solange nicht ein anderer Künstler dort einzieht, kommt auch Yōichi nicht zur Ruhe. Es wäre schön gewesen, Sayochan, wenn alles beim Alten hätte bleiben können. Zwei Jahre sind so schnell vergangen. Noch immer denke ich, es ist nur ein böser Traum. Dass man trotzdem einfach so weiterlebt ... Nicht zu fassen.«

Mutter war den Tränen nahe.

»Da ich mich auch in Zukunft um Yōichis Angelegenheiten kümmern werde, bleiben wir doch sicher in Kontakt, oder? Ich bitte euch sehr darum.«

Ich lächelte und überlegte. Was, wenn ich diesen Ort, der mir so viel Halt gab, plötzlich verlieren würde? Noch war meine Verbindung zu Kyōto intakt, aber sobald ich das Atelier nicht mehr hatte, würde ich nur noch als Touristin herkommen können. Wie sich das wohl anfühlen wird? Ob ich dann auf der Fahrt vom Bahnhof Richtung Norden weinend im Bus sitze? Oder einfach nur meinen Erinnerungen nachhänge?

Ich hatte nicht die leiseste Ahnung.

In seinem Zimmer war bereits der Futon ausgebreitet. Beschwipst nahm ich nur eine Dusche und legte mich schlafen. Mitten in der Nacht wachte ich verwirrt auf. Oh, er ist nicht da! Warum, war da was?

Für einige Augenblicke kehrte die Trauer zurück, quälend und beklemmend.

Doch sie verflog schnell wieder, löste sich milde in der Stimmung meines gegenwärtigen Lebens auf. Eines Tages würde auch ich hinübergehen, in jene andere Welt, wo mich so viel Vertrautes, Schönes erwartete. Ich brauchte mir das nur in Erinnerung zu rufen, und schon beruhigte ich mich wieder.

Die Atmosphäre des Zimmers besänftigte mich, als wäre ich vom Duft seiner Jugend umhüllt. Im Dunkel tauchten schemenhaft ein Tisch mit Büchern und eine alte Kleiderkommode auf. Was dieses Zimmer in jungen Jahren für ihn bedeutet haben mochte? Auch wenn ich ihn damals noch nicht gekannt hatte, erfüllten mich zärtliche, ja fast mütterliche Gefühle.

Wie schade, flüsterte ich. Aber so ist es jetzt nun mal … Fast beschwörend murmelte ich diesen Satz mehrmals vor mich hin, ohne Tränen vergießen zu müssen. Dann schlief ich ein.

Als ich am nächsten Morgen erwachte, stieg mir der Duft frischen Kaffees in die Nase. Mutter briet für mich ein Omelett mit extra viel Butter, Vater war schon zur Arbeit gegangen.

»Hast du gut geschlafen?«

Das hatte sie mit ihrer tiefen, sanften Stimme sicher auch unzählige Male zu ihm gesagt.

»Ja, wie ein Murmeltier. Sonst bin ich immer angespannt, aber hier kann ich wunderbar schlafen.«

»Dann kommst du einfach hin und wieder zu uns und tankst frische Energie, ja? Auch damit wir nicht so allein sind«, sagte Mutter. »Du bist jederzeit bei uns willkommen. Auch wenn du heiratest und Kinder bekommst, verstehst du? Du gehörst zu unserer Familie, Sayochan, weil ein Teil von dir für immer mit Yōichi verbunden bleiben wird. Das spüre ich tief in meinem Herzen. Vater meint allerdings, dass es dir vielleicht unseretwegen schwerfällt, ein neues Leben zu beginnen, und es besser wäre, wenn du Yōichi vergessen könntest … Obwohl das natürlich ein trauriger Gedanke ist.

Falls du eines Tages mit einem Baby kommst, werden wir uns freuen und es aufnehmen wie ein

Enkelkind. Und ich wünsche mir, dann erleben zu dürfen, wie es wächst und gedeiht. Im Moment ist das mein einziger Lichtblick, meine einzige Hoffnung. Du bist für mich wie eine Tochter, Sayochan. So hat mein Leben wenigstens noch einen Sinn. Weißt du, Vater kann nicht wirklich verstehen, was es für eine Mutter bedeutet, ihr Kind zu verlieren. Auch wenn er viel unterwegs war, in Kyōto wohnte und selten nach Hause kam, so ist es doch etwas ganz anderes, akzeptieren zu müssen, dass er nicht mehr auf dieser Welt ist. Alles, worauf Eltern sich freuen – auf einen Schlag verflogen. Damit kämpfe ich noch immer.«

Die Mutter redete oft so, nahm auch meine eigene Situation zum Vorwand, um ihr Herz ausschütten zu können, und hörte dann nicht mehr auf. Mich störte das nicht, denn ich wusste ja, Yōichis Eltern meinten es gut mit mir und fragten sich auch, ob der Versuch, mich in die Familie einzubeziehen, mein Leben nicht behinderte, mich nicht eher unglücklich machte.

»Ich bin ja so froh, dass ich euch habe und mich auf euch verlassen kann«, sagte ich. »Dadurch fällt mir vieles leichter. Ich fände es schön, wenn es auch in Zukunft so bleiben würde.«

Wie fürsorglich und aufrichtig seine Eltern doch waren … Gerade weil er bei solchen Menschen aufgewachsen ist, konnten seine Kunstwerke zu dem werden, was sie sind, dachte ich plötzlich, und der Gedanke ging mir nicht mehr aus dem Kopf.

Da mein Name auf dem offiziellen Erbschaftsdokument vermerkt war, bedeutete dies, dass sein Werk mich wohl ein Leben lang begleiten würde. Meine Eltern befürchteten zuerst, die Vergangenheit könnte mir zur Last werden; doch als sie sahen, wie meine Lebensgeister erwachten und ich mich voller Elan meiner neuen Aufgabe widmete, waren sie erleichtert, ja sogar dankbar.

Niemand liebte seine Kunst mehr als ich, und ich fühlte mich geehrt, mich ihrer annehmen zu dürfen. Ohne sie ließ sich mein Leben nicht erzählen – weder das Glück, das sie mir bescherte, noch den Schmerz, der zwangsläufig mit ihr verbunden war.

*

Als Künstler war sein Leben unstet und sein Einkommen unsicher gewesen. Meine Eltern wollten das nicht und sperrten sich gegen unsere Heirat.

Seine Eisen- und Holzskulpturen fanden im Ausland großen Anklang, waren in öffentlichen Parks und Museen rund um die Welt zu sehen, doch in seinem eigenen Land war er kaum bekannt. Auch seinen italienischen Lehrmeister – ein berühmter Bildhauer, bei dem er eine Zeitlang studiert hatte – kannte in Japan keiner.

Meine Beziehung zu Yōichi mussten meine Eltern wohl oder übel tolerieren. Aber als ein japanischer Künstlerkollege ihm überraschend und für praktisch umsonst sein geräumiges Wohnatelier in Kyōto anbot, glaubten sie offenbar, dass mit Yōichis Wegzug aus Tōkyō auch unsere Liebesbeziehung zu Ende gehen würde.

Umso besser. So erledigte sich das Thema von selbst, und ich brauchte nichts mehr zu sagen. Ich hatte ihnen auch nie erzählt, dass ich Yōichi schon lange mit meinen Englischkenntnissen aushalf, ihm die Korrespondenz und sonst allerlei Organisatorisches abnahm.

Der Anruf aus einem Notfallkrankenhaus in Kyōto war für meine Eltern natürlich ein Schock, und als sie dann begriffen, wie es um mich und Yōichi stand, dass wir unsere Beziehung im Stillen weitergeführt hatten, waren sie fassungslos und wohl auch wütend.

Sie sahen, wie Yōichis Eltern sich weinend an mich klammerten, wie sogar sein Vater heulte und heulte, und da begriffen sie endlich.

So befreite er mich mit seinem Tod von ihrem fehlenden Verständnis, das mich quälte.

Allerdings um den Preis, dass ich mich als innerlich wie äußerlich verwundete, seltsam veränderte Frau wiederfand, die ihr Einzimmerapartment erst mal aufgeben musste und wieder zu Mama und Papa zog. Das italienische Restaurant, in dem ich jahrelang gejobbt hatte, war während meiner langen Abwesenheit pleitegegangen. Ich saß da und fühlte mich auf einmal wie ein schneeweißes, unbeschriebenes Blatt Papier.

Lebensunfähig war ich nicht. Dazu ließ es mein Alltag nicht kommen.

Gab es das denn wirklich? Dass ein Leben leergefegt wurde und man plötzlich vor einem gewaltigen Nichts stand?

Er fehlte mir, meine Trauer war unbeschreiblich. Doch als ich das Schlimmste überstanden hatte, merkte ich auf einmal, wie sich die Welt um mich herum lichtete und durchsichtig wurde – eine verblüffende Erfahrung.

An jene Zeit, als ich seelisch und körperlich zerschlagen war, wollte ich mich auf keinen Fall mehr erinnern. Ich vergaß sie einfach. Ich war davon überzeugt, dass die unerwartete Wandlung mit meiner Kopfverletzung zu tun haben musste; anders konnte ich mir meine Leichtigkeit, das Gefühl, wie neugeboren zu sein, nicht erklären.

Kurz nach meiner Genesung begann ich auf

Wunsch seiner Eltern, mich um die hinterlassenen Kunstwerke und die Bücher, die er geschrieben hatte, zu kümmern. Es war naheliegend, dass ich diese Aufgabe übernahm, denn niemand wusste über sein Werk besser Bescheid als ich. Es war wie eine Befreiung aus meinem Zustand luftiger Leere. Da mir während des Krankenhausaufenthalts auch mein Job in Tōkyō abhandengekommen war, empfand ich diese neue Verantwortung als Geschenk des Himmels.

Nicht alles konnte per E-Mail erledigt werden. Etwa einmal im Monat fuhr ich von Tōkyō nach Kyōto, um sein Atelier sauberzumachen, zu lüften und Material oder wichtige Dokumente einzupacken. Emsig verrichtete ich meine Arbeit, tauschte mich regelmäßig mit seinen Eltern aus, führte eine genaue Liste über die Plätze, Parks und Museen im In- und Ausland, wo seine Werke installiert oder ausgestellt waren, um so alle Informationen möglichst übersichtlich und systematisch zu organisieren.

Gewissenhaft, wie sie war, hatte seine Mutter schriftlich festgehalten, dass ich bis zur Rückgabe an den Besitzer die Verantwortung für das Atelier übernehmen würde, dass die Werke ihres Sohnes – sofern ich damit einverstanden sei – auf meinen Namen überschrieben würden und sämtliche Einnahmen aus dem Verkauf seiner Werke mir zugutekommen sollten.

Am Anfang war es, als kümmerte ich mich um das Werk und das Atelier eines Gespenstes. Wenn ich das Atelier besuchte, fühlte auch ich mich fast wie ein Gespenst, dessen Arbeit nichts mit dieser Welt zu tun hatte.

Aber seine Werke standen nach wie vor in Parkanlagen, Hotellobbys, in den Gärten von Museen und führten da ihr eigenwilliges, unvergängliches Leben. Jede einzelne seiner Kreationen behauptete sich in ihrer unverwechselbaren Art, leuchtete in ihrer unverwechselbaren Farbe. Allein dieser weit verstreuten Herde zu folgen und sie beisammenzuhalten verlieh meiner Arbeit eine ganz irdische, greifbare Realität.

Seine Werke waren nicht er. Doch sie verbanden ihn, den Verstorbenen, mit der diesseitigen, gegenwärtigen Welt. Sie verströmten eine Energie wie ein Lebewesen aus Fleisch und Blut, und so schloss sich für mich der Kreislauf wieder. Seine Werke waren unser beider Kinder, waren wie Haustiere, die in ihrer jeweiligen Umgebung glücklich lebten und von allen geliebt wurden.

Als ich zum ersten Mal wieder in sein Atelier ging, musste ich natürlich weinen.

In Wahrheit weinte ich das ganze erste Jahr.

Als ich nach seinem Tod mit seiner Mutter das Atelier besuchte, waren seine persönlichen Sachen fast alle schon weggeräumt. Zweifellos wollte man mich damit vor schmerzlichen Erinnerungen bewahren, doch es half nichts; eine ganze Stunde lang nippte ich an einem Kaffee aus seiner Lieblingstasse und weinte immerzu. Ich konnte nicht anders, als auch die Erinnerung mitzutrinken – hatten wir doch die Bohnen stets gemeinsam gekauft.

Auch dass seine Mutter ihm so ähnlich sah, wenn sie mir den Rücken zudrehte, machte es mir nicht leichter.

Durch das Fenster konnte ich die Berge sehen, den steilen Hang mit dem Daimonji*. Wie immer waren aus der benachbarten Schule die Stimmen der Kinder zu hören. Da ging mir, ganz unerwartet, ein Licht auf.

Die Stimmen hörten sich zwar gleich an, doch es waren bestimmt nicht die gleichen Kinder wie früher. Die einen verließen die Schule, andere kamen neu – ein steter Wechsel von Jahr zu Jahr. So waren auch meine Körperzellen bestimmt nicht mehr die-

* Wörtl. »großes Schriftzeichen«. Jedes Jahr am 18. August wird im Norden von Kyōto ein Feuer in Form des Zeichens »dai« (groß) entzündet. Das Feuer, weit sichtbar am Hang des Nyoigadake, soll zum Ende des buddhistischen O-Bon-Festes die Seelen der Verstorbenen, die zu ihren Familien gekommen waren, verabschieden und ihnen die Heimkehr ins Jenseits erleichtern. (A. d. Ü.)

selben, sondern durch neue ersetzt worden. Alles fließt, dachte ich, aber von jetzt zu jetzt!

Außerdem hatte meine Seele es sicher schon geahnt – dass wir nicht heiraten und zusammen alt werden würden, dass es sein Schicksal war, früh zu gehen.

Wenn ich es mir recht überlege, hatte ich unser Beisammensein schon immer als etwas Flüchtiges, Vergängliches empfunden, als würden wir uns aus großer Distanz begegnen. Das war wohl auch der Grund, warum wir uns kaum je stritten. Eben weil wir es irgendwo tief in unseren Herzen wussten, konnte unsere Beziehung so friedlich und zugleich intensiv sein, ohne dass wir je etwas bereuten. Wir lebten in einem erfüllten, glückseligen Reich.

Von jetzt an komme ich allein hierher – das schwor ich mir, noch immer seine Tasse in der Hand, und biss die Zähne zusammen.

Hier ist mein neuer Arbeitsplatz. Übertreib es nicht, drück dich aber auch nicht vor der Verantwortung, redete ich mir zu und spürte, wie mein Entschluss mich beruhigte und zuversichtlich stimmte.

*

Es überkam mich auch später immer wieder, wenn ich nach Kyōto fuhr.

Zum Beispiel nach dem Besuch im öffentlichen Badehaus. Im goldenen Licht der Abendsonne schlenderte ich zurück zum Atelier und glaubte fest, er werde da sein. Eine Illusion, die sich bald in einer Flut von Tränen auflöste.

Mit eigenartig stechendem Schmerz in der Brust sah ich die Szene vor mir, unzählige Male: Ich stieg die Treppe hinauf, seine Musik war schon laut zu hören. Ich öffnete die Tür, die er nie abschloss, und sagte, während er sich nach mir umdrehte: »Bin wieder da!«

Er schien gerade mit etwas beschäftigt zu sein, doch er lächelte und nickte kurz. Diese Geste sagte mir: Du bist willkommen!, und alles war gut.

»Bin wieder da!« – was für ein schöner Ausdruck. Wenn ich nach dem Bad wie neugeboren in der leuchtenden Landschaft nach Hause ging und Yōichi zurief: »Da bin ich wieder!«, war ich jedes Mal so glücklich, dass ich mich bei Gott dafür bedankte.

Ich konnte mich an diese Tage einfach nicht erinnern, ohne zu weinen. Ich schluchzte wie ein Kind.

Sein Atelier, in dem ich mich von ihm zärtlich umarmt fühlte, war ein geradezu paradiesischer Ort, um sich dem Schmerz hinzugeben.

Während ich weinte und weinte, war seine Kunst natürlich weiterhin gefragt. Das half mir sehr. Er war zwar nicht da, aber ich arbeitete für ihn, hatte das Gefühl, etwas Sinnvolles zu tun. Nicht selten besuchten mich frühere gemeinsame Freunde, wenn sie wussten, dass ich gerade in Kyōto war, und luden mich zum Essen oder auf ein paar Drinks ein.

Als Yōichi noch lebte, waren ständig Leute vorbeigekommen, um zu helfen oder sich einen Rat zu holen. Da er kaum trank, arteten diese Treffen jedoch nie in ein Saufgelage aus, und sobald er sich wieder auf seine Arbeit zu konzentrieren begann, verschwanden alle still und leise.

Nach seinem Tod hatte ich ihn, der wie mein Opa bei allen beliebt gewesen war, ganz für mich allein. Ein kleiner Trost wie ein schwaches Licht in der Nacht.

So führte ich ein zwar gedämpftes, aber gar nicht so unangenehmes Dasein, es kam mir vor wie ein Bonbon, an dem ich Tag für Tag lutschte.

Ja, es gab noch etwas Süßes im Leben. Ich teilte es mir genau ein und hoffte, auch morgen oder übermorgen noch davon kosten zu können. Ich erwartete nicht viel vom Leben, hatte auch kein besonderes Bedürfnis, zu heiraten und Kinder zu kriegen. Ich lebte im Jetzt, freute mich über das Essen, das vor mir stand, über jeden einzelnen gelebten Tag. Und auch darüber, nach einem angesäuselten Abend heil nach Hause zu kommen und in einen tiefen, erholsamen Schlaf zu fallen.

*

»Sayochan, ich glaube, du hast bei dem Unfall deinen Nabel verloren«, sagte Shingaki eines Abends und schaute mir direkt in die Augen. Ihm gehörte die Bar Shiri-Shiri, in die ich öfter ging.

Der Name hatte nichts mit »shiri«, dem Po, zu tun, sondern bezeichnete in Okinawa eine spezielle Art, Gemüse zu reiben. Der Barkeeper sagte, er habe seinen Laden so genannt, weil es dort ein bekanntes einfaches Gericht gebe: Gōya*-Shirishiri. Wer das esse, brauche am nächsten Morgen keinen Kater zu befürchten. Klar, dachte ich, das passt perfekt.

Gegen Ende meiner Rehabilitation hatte ich damit begonnen, so gut wie jeden Abend diese Okinawa-Bar um die Ecke zu besuchen. Mit cooler Miene sagte ich meinen Eltern: »Ich geh jetzt ein bisschen meine Wunden desinfizieren.« Das wurde zu einem kleinen Ritual, so dass meine Mutter, wenn ich mal keine Lust hatte und zu Hause

* Ein gurkenähnliches bitteres Gemüse, das in tropischen Gegenden wie z.B. Okinawa wächst. Wird im Deutschen auch »Bittermelone« genannt. (A. d. Ü.)

blieb, lachend fragte: »Na, geht's heute auch ohne Desinfizieren?«

Selbstverständlich vertrank ich nicht das Geld meiner Eltern. Als ich noch sicher gewesen war, eines Tages zu heiraten, hatte ich fleißig gespart. Nun brauchte ich mein Erspartes ebenso fleißig auf. Heiraten tust du ja eh nicht mehr, sagte ich mir, was soll dann das Geld nutzlos herumliegen?

Jeden Abend legte ich zweitausend Yen auf die Theke. Mit Barkeeper Shingaki hatte ich vereinbart, dass er mich nur so lange trinken ließ, bis das Geld alle war. Da ich lange im Krankenhaus gelegen hatte und meine Beine zu muskelschwachen Stecken mutiert waren, musste ich mich möglichst viel bewegen, und solange die Reha-Phase noch andauerte, war übermäßiges Trinken tabu.

»Nabel ... Was meinst du damit?«

»Die Seele natürlich. Weißt du, in Okinawa nennt man das so. Wer seinen Nabel beziehungsweise seine Seele verloren hat, geht an denselben Ort zurück in der Hoffnung, sie dort wiederzufinden.«

Völlig unbefangen erzählte Shingaki seine verrückten Geschichten.

»Wie kommst du auf die Idee? Ach so, ich verstehe. Weil mein Kopf lädiert ist und ich so komisch kurze Haare hab. Stimmt's?«

Ich lachte.

»Nein, weil du grade so dreinschaust wie jemand, der seinen Nabel verloren hat«, gab Shingaki trocken zurück.

Nach Kyōto, wo ich ihn verloren hatte, ging ich zwar immer wieder, am Ort des Unfalls war ich seit jenem Tag aber nicht mehr gewesen. Das musste wohl der Grund sein, warum meine Seele nicht zu mir zurückkehren wollte.

Aber ich fand das schon okay.

Kyōtos unvergleichliche Schönheit war mir so sehr ans Herz gewachsen, dass ich nichts bereute.

Die Landschaft flimmerte und funkelte, Augenblick um Augenblick schien nur für die Liebe da zu sein. An den Rändern waren die Berge, auf der anderen Seite des Flusses die typischen alten Häuserzeilen. Dann das Licht, der Wind – sie alle verliehen der Liebe eine einzigartige, betörende Farbe.

Manchmal, wenn ich von der Arbeit müde war, stieg ich auf den Hügel gleich hinter dem Atelier. Ein *Ōta no komichi** genannter Pfad führt dort hinauf, und von oben kann man durch Baumlücken hindurch einen herrlichen Blick auf die Stadt genießen. In Sonnenlicht getaucht, lag sie

* Ōta bezieht sich auf den gleichnamigen Schrein, wo der Pfad beginnt bzw. endet. In dem Schrein wird die älteste japanische Göttin des Tanzes, Amenouzume, verehrt. (A. d. Ü.)

golden glitzernd da, während Wolkenschatten ruhig über sie hinwegzogen. In den Anblick versunken, vergaß ich die Zeit, und ich spürte, wie meine Müdigkeit langsam von mir abfiel, die Anspannung sich löste.

In Kyōto erlebte ich so viel Schönes, dass es mir hin und wieder vorkam, als wäre jener Unfall nur im Traum geschehen.

»Eines Tages werde ich ihn mir sicher wiederholen«, sagte ich. »Aber es eilt nicht. Ehrlich gesagt, so wie jetzt ist auch nicht schlecht.«

»Mal abgesehen von dem Nabel, Sayochan; du wirst nie mehr derselbe Mensch sein. Weil deine Augen anders geworden sind – wie die Augen einer Schamanin«, sagte Shingaki, ohne mit der Wimper zu zucken.

Eine schummrige Bar, im Hintergrund wummernde Rockmusik der siebziger Jahre. Ein aus der Zeit gefallener Ort für sorglose Stunden. Ich nippte an meinem Awamori* und trank Wasser dazu. Er hatte wohl recht. Vielleicht hing es mit meiner Kopfverletzung zusammen? Seit dem Unfall sah ich ja ständig seltsame Dinge. Ich sah zum Beispiel Farben, die es in der Realität nicht

* Hochprozentiger Schnaps aus Okinawa, der aus Hirse oder Reis hergestellt wird (A. d. Ü.)

gab, oder sah halb durchsichtige Menschenwesen an mir vorübergehen. Ich hatte nie an Geister geglaubt und mich für so was auch nie interessiert. Dass man ab und zu meint, welche zu sehen, ist nichts Besonderes, aber warum ausgerechnet ich dafür so empfänglich wurde, war mir schleierhaft.

Bildete ich mir alles nur ein, oder war etwas mit meinem Kopf nicht in Ordnung? Ich wusste es nicht.

Jedenfalls hatte ich keine Ahnung, wie man jemanden von seinem Karma erlösen kann, ich war auch noch nie um Hilfe gebeten worden. Mir mit so was den Lebensunterhalt zu verdienen konnte ich also vergessen. Ich sah einfach nur Dinge, die anderen verborgen blieben, mehr nicht.

Meine seltsame Veränderung hatte dazu geführt, dass ich *Hanada shōnenshi** und *Mierundesu*** wieder las. Sicher, ich hätte auch anderes tun können, doch um keinen Preis wollte ich wieder ins Krankenhaus gehen. Davon hatte ich ein für alle Mal genug.

* Manga von Makoto Isshiki. Die Geschichte handelt von dem Lausbuben Ichiro Hanada, der durch einen Unfall am Kopf verletzt wird. Plötzlich beginnt er Geister und Gespenster zu sehen, die ihn hartnäckig um Erlösung bitten. Mit allen ihm zur Verfügung stehenden Mitteln kämpft er für sie, versucht, ihre Wünsche in Erfüllung gehen zu lassen. (A. d. Ü.)

** Wörtl. »Ich kann es sehen!«. Manga-Essay von Mimika Itō, der sich um die Frage dreht, ob es tatsächlich Geister gibt. Hauptfigur ist ein kleines Mädchen. (A. d. Ü.)

Obwohl es nur Manga waren, fand ich sie sehr aufschlussreich. So etwas passiert offenbar nicht nur mir, dachte ich überrascht. Dann ist ja alles gut.

Der kahlgeschorene Junge mit seinem Sinn für Geister war mein persönlicher Held, und das Mädchen in *Mierundesu* schien, wie die Autorin selbst, noch viel mehr zu sehen als ich. Schauerliches, Gruseliges … Das tröstete und beruhigte mich, und ich wusste nun auch, dass ich in diesen Dingen noch sehr unerfahren war. Ich hatte jedenfalls nicht den Eindruck, dass es in den Köpfen der beiden Manga-Autorinnen spukte. Warum sollte es dann in meinem Kopf spuken? Es ist, wie es ist, sagte ich mir. Unnötig, nach irgendwelchen Gründen zu suchen.

Und siehe da, es geschah auch an diesem Abend wieder.

Plötzlich sah ich am Ende der Theke eine Frau mit langem Haar sitzen. Sie summte im Rhythmus der Musik, aber es war kein Mensch von dieser Welt.

Gebannt schaute ich sie an, und sie schaute mich an.

Was ist denn hier los?, dachte ich. Wenn diese Frau einfach so hier sitzen kann, dann solltest doch auch du, mein verstorbener Geliebter, neben mir sitzen können! … Doch er zeigte sich nicht. Wahrscheinlich, weil er schon im Paradies war. Er erschien ja nicht einmal in meinen Träumen.

Ihre rabenschwarzen Augen blickten leer wie durch mich hindurch ins tiefe All. Irrte auch er mit solchen Augen verloren umher? Die Vorstellung machte mich unendlich traurig, doch als ich mir sein Leben in Erinnerung rief, dachte ich, nein, das kann nicht sein.

Wenn er in diese Welt zurückkäme, würde er sich sicher nicht als Erstes um mich kümmern, sondern um sein unfertiges Kunstwerk und sich fragen, was er damit machen solle. Oder er lässt es von irgendeiner Kunststudentin vollenden und erklärt ihr dann Detail für Detail, was besser gewesen wäre. Wie in einem Film sah ich die Szene vor mir, ich musste fast lachen.

Das Leben kennt viele Schicksale, aber wir waren in Liebe auseinandergegangen, und an der Himmelspforte durfte ich meinen Hund, den ich so sehr vermisste, in die Arme schließen. Dass Opa mich auf seiner Harley wieder hierhergebracht hat, war schon gut, dachte ich voller Dankbarkeit. Die Verletzung am Kopf war vielleicht der Preis für mein großes Glück, aber selbst dann – solange ich nicht die Freude am Leben verlor, gab es nichts zu beklagen.

»Sayochan, du wirst deinen Nabel holen, wenn die Zeit dafür gekommen ist«, sagte Shingaki und zeigte dabei seine blitzend weißen Zähne.

Er war in einer Stadt aufgewachsen, an deren Rand ein großer Armeestützpunkt lag. Mit dreißig war er nach Tōkyō gekommen, da irrte vermutlich auch er eine Zeitlang rastlos, ziellos umher, und vielleicht war diese Frau an der Theke früher seine Geliebte gewesen, wer weiß?

Jeder trägt im Leben seine kleine oder größere Bürde. Menschen, die ein dickes Fell haben und alles auf die leichte Schulter nehmen, erkennt man auf den ersten Blick. Komisch, sie erinnerten mich ein wenig an Roboter. Menschen dagegen, die ihre Bürde angenommen haben, strahlen Schönheit aus, sie sind feinfühlig und gewissenhaft. Auch du trägst dein Scherflein, dachte ich, aber ich war froh darum. Denn wer wollte nicht strahlend schön, feinfühlig und mit gutem Gewissen durchs Leben gehen?

*

Wenn ich angesäuselt nach Hause kam, schliefen meine Eltern meistens schon.

Obwohl ich fast jeden Abend in der Bar verbrachte, stand ich morgens früh auf und ging joggen, danach machte ich für uns drei Frühstück. So gab es keine Kritik an meinen Barbesuchen.

Ich nahm den Orangensaft aus dem Kühlschrank und trank ihn in großen, gierigen Schlucken. Wie soll ich sagen – seit er nicht mehr da war, fühlte ich mich wie ein halber Mann. Als wäre mein verstorbener Yōichi ein Teil von mir geworden.

Bei unserem letzten Sex hatte ich gehofft, schwanger zu werden. Ich hatte es mir so sehr gewünscht, innerlich so sehr darum gefleht, dass mir der Kopf schmerzte. Aber wenn man etwas erzwingen will, geht es selten gut. Zumindest in dieser Welt.

Nach dem Unfall war es fraglich, ob das mit der Schwangerschaft überhaupt gutgegangen wäre. Die Stange hatte die Gebärmutter zwar nicht direkt verletzt, aber zur Schwangerschaft kam es jedenfalls nicht.

Wie deprimierend eine Periode doch sein kann! Als die Blutung einsetzte, dachte ich: »Ah, jetzt ist's passiert«, und mein Traum erlosch für immer.

Das, worauf ich am meisten gehofft hatte, lag in der Kloschüssel. Zusammen mit dem langsam sich ausbreitenden Blut löste sich meine ganze Traurigkeit im Wasser auf. Es war alles zu Ende, die letzte Hoffnung dahin. Wie betäubt saß ich auf dem Klo und konnte mich zwei Stunden lang nicht rühren. Auch weinen konnte ich nicht. Ich dachte, jetzt bleibst du so sitzen, dein Leben lang bis zum Tod. Keinen Schritt machst du mehr. Doch mein Körper hielt es in dem engen Raum nicht länger aus, erhob sich wie von selbst langsam und schwer, ging mit mir vom Klo in mein Zimmer und legte sich auf das Bett. Seit jenem Tag kam es mir vor, als wären Körper und Herz auseinandergefallen; und als wäre ich nicht mehr ganz Frau, so wie ich es vorher gewesen war.

Für eine Weile ließ das Leben mit all seinen täglichen Erfordernissen mein Herz in Ruhe und ging, Hand in Hand mit meinem Körper, einfach nur weiter, immer weiter. Mein Körper bewegte sich im Modus »Autopilot«, während mein zartes, zerbrechliches Inneres wie betäubt vor sich hindämmerte.

Diese Trennung funktionierte überraschend gut.

Nach und nach heilte die Wunde in meinem Herzen, und ich konnte den Lebenstraum, sein Kind großzuziehen, in Frieden begraben. Dass ich das irgendwie schaffte, erschien mir wie ein Wunder.

Als Herz und Körper endlich wieder zueinandergefunden hatten, merkte ich erst, wie mein Körper für mich gekämpft, mich getragen und beschützt hatte. Ohne ihn wäre ich verloren gewesen. Ich sagte zu ihm: »Lieber Körper, es tut mir leid, dass ich so gleichgültig war und dich ignoriert habe. Dabei lebe ich doch, dank deiner selbstlosen Hilfe!«

Das Gefühl der Dankbarkeit sprudelte nur so aus mir heraus. Von da an wusste ich alles zu schätzen. Der bitterherbe Geschmack von Grapefruitsaft – sagte mir nicht mein Körper, wie herrlich frisch und fruchtig sich das im Mund anfühlte? Und dass man sich auch über kleine, unscheinbare Dinge im Leben freuen kann? Jedes Mal, wenn ich daran dachte, wie liebenswürdig und charmant sich der Körper um einen sorgt, zog es mir vor Rührung das Herz zusammen.

Im Jetzt leben – schön und gut, aber vielleicht bedeutet es auch, dass man zu einem Einfaltspinsel wird, der sich keinerlei Gedanken mehr macht.

Meine Eltern versuchten, mir das Leben so angenehm wie möglich zu machen. Sie erklärten, ich müsse mich nicht um ihr Frühstück kümmern und mir keinerlei Sorgen machen, solange ich bei ihnen wohne. Und da die Versicherung sämtliche Kosten für Behandlung und Rehabilitation übernehme, sei auch finanziell alles in Ordnung.

Aber ich hatte ihre Augen gesehen, als ich aus der Bewusstlosigkeit erwachte, und wusste, dass ich nicht einfach da sein konnte, ohne etwas für sie zu tun.

Wenn Menschen einen so anschauen …

Bestimmt hatten sie mich auch an jenem Morgen, als ich zur Welt kam, mit solchen Augen angeschaut. Als wäre ein unglaubliches Wunder geschehen.

Und wenn man sich weiter überlegt, dass man auch ein Teil der Geschichte ist, die von jener Welt, in der ich neulich meinem Opa wiederbegegnet war, in diese Welt hinüberführt: Verschmolz, so gesehen, nicht alles Leben mit jenem kräftigen Rosarot? Wir kommen aus ihm und kehren dahin zurück. Genau, der Himmel in der Gebärmutter, der war doch auch rosarot!

Meine Eltern waren über mich gebeugt, und ihre Augen flehten verzweifelt: »Wir wollen, dass du lebst!« Ihre Gefühle ergossen sich wie ein Reigen schillernder Farben über mich. Einen Tag später ging es mir tatsächlich ein wenig besser, und die Schmerzen ließen nach.

Selbst wenn mein Abstecher in jene Welt nur ein Traum gewesen war oder eine Halluzination unter dem Einfluss starker Schmerzmittel – der Schlüssel zu allem war der Regenbogen, daran glaubte ich fest. Als ich eines Tages, noch immer im Krankenhaus, draußen vor dem Fenster einen Regenbogen sah, wie er sich über den weiten Himmel spannte, kamen mir die Tränen. Ach so ist das, dachte ich ergriffen. Dieser Regenbogen ist eine Brücke, die das Jenseits mit dem Hier und Jetzt verbindet. Ganz bestimmt!

Dass ich nun gewisse Dinge sah, die mir früher verborgen geblieben waren, hatte zweifellos auch seine Vorteile. Wie hätte ich sonst diesen zauberhaften Regenbogen erkennen können?

Leicht betrunken stand ich spätnachts in der Küche und schaute unverwandt auf die Tür, hinter der meine Eltern schliefen. Dieser Frieden, diese Stille würde nicht ewig währen, das wusste ich genau. Doch das machte mir nichts aus. Ich spürte, wie das Feuer des Lebens in mir brannte. Da, ein paar Fingerbreit unter meinem Bauchnabel, da brodelte es, wie wenn heißes Wasser kocht.

Ich dachte: Du lebst! Du hast dein Leben noch vor dir! Es gibt nicht nur die Welt der verstorbenen Seelen.

Eben weil ich ihn nicht einfach so verloren, sondern selbst an der Pforte des Todes gestanden hatte, fühlte ich mich auf einmal wie befreit.

Drüben konnte ich zwar meinen Hund und meinen Opa sehen, nicht aber ihn, obwohl wir uns doch leidenschaftlich geliebt hatten. Also müssen wir am Ende wohl allein irgendwohin gehen, uns allein für etwas entscheiden. Was ich mit mir nehmen kann, werden lediglich Bilder von ihm sein, die Erinnerung an schöne Erlebnisse. Das hieß aber auch: Diese Bilder und Erinnerungen gehörten wirklich mir, nichts und niemand konnte sie mir entreißen.

Eine tiefe Gewissheit, die es mir ermöglichte, im Jetzt zu leben.

Nur wenn ich wieder einmal dachte: Wir waren uns doch so nah … Wie gern hätte ich ihm zum Abschied etwas gesagt, da löste sich alles in einer Nebelwolke auf, und ich konnte mich an nichts mehr erinnern.

Weder Trauer noch Einsamkeit, sondern allein meine Sinneswahrnehmungen öffneten mir die Augen – geschärft durch jene überwältigende Macht, die mich fast zerquetschte und dem Tod nahe brachte.

Ich wusste, dass mit mir etwas Seltsames geschehen war. Dass ich nie wieder der gleiche Mensch werden würde wie zuvor. Die Welt bewegte sich nicht mehr in einer Linie vom Leben zum Tod. Lernen, Arbeiten, Heiraten, Kinderkriegen, Altern und Sterben … Man ist zwar noch ein Teil dieses Lebensflusses, zugleich aber auch schon nicht mehr. Ein eigenartiges Gefühl, als existierte man in einer anderen Dimension, als wäre man an einem anderen Ort gelandet, leuchtend hell.

*

Ich denke, wir ahnten es beide irgendwie, dass es unser letzter gemeinsamer Morgen sein würde.

Lassen wir's, wir haben es ja gestern gemacht … Mit diesem Gedanken waren wir am Vorabend sofort eingeschlafen. Wir träumten etwas Schönes und wachten, von Sonnenstrahlen gekitzelt, am Morgen auf.

Wir hatten den Abend genossen. Am späten Nachmittag waren wir aufgebrochen, waren am Ufer des Kamo entlang spaziert, hatten uns auf die Böschung gesetzt und die Berge betrachtet. Während wir weitergingen, wurde es allmählich dunkel, die Konturen des Flusses verschwammen. Bei Demachiyanagi hüpften wir lachend über die Reihe von flachen Steinen, die zum anderen Ufer führte. In der Nähe des Ladens mit den stadtbekannten, feinen Daifuku-Mochi* war eine Dining-Bar. Dort tranken wir Wein, aßen ein paar Häppchen dazu und fuhren dann mit dem Bus nach Hause. Wohlig müde sanken wir ins Bett und merkten erst jetzt, wie schlaff auch unsere Beine waren. Der Fluss in Kyōto zieht sich hin; man läuft viel weiter, als man denkt.

* Daifuku – wörtl. »Großes Glück«. Mochi ist eine Art Reiskuchen, wobei der gekochte Reis zu einem weichen, geschmeidigen Teig verarbeitet wird. Meistens ist dieser Teig mit süßem Bohnenmus gefüllt. Mochi werden aber auch salzig gegessen, z.B. mit Sojasauce und gerösteten Meeresalgenblättern oder als Suppeneinlage. (A. d. Ü.)

Nach dem Erwachen am nächsten Morgen blieben wir noch ein wenig liegen, eingemummelt in die warme Futondecke, und freuten uns über das schöne Wetter.

Ein gewöhnlicher Morgen, wie wir ihn schon oft erlebt hatten und wohl noch oft erleben würden.

Gleich steht er auf und macht uns einen Kaffee, dachte ich.

Die Zwergrosen vor dem Fenster blühten noch immer, als kennten sie keine Jahreszeiten. Ihr leuchtendes Rot bildete vor dem Blau des Himmels einen kräftigen, fast unnatürlich wirkenden Kontrast. In dem Moment zuckte es mir durch den Kopf, ich erinnere mich genau: Wie, wenn die Welt zu Ende ginge …

»Heute Nacht hab ich von einer Wiese voller Blumen geträumt«, sagte Yōichi, als er sich vom Bett erhob. Tränen traten ihm in die Augen.

»Das klingt doch nach einem schönen Traum. Warum weinst du?«, sagte ich.

»Ich weiß nicht, vielleicht war der Traum zu schön oder zu glücklich, um wahr zu sein.«

Ich schaute auf seine Lippen, die ich über alles liebte … Als sie die Wörter »schön« und »glücklich« formten, durchströmte mich ein Gefühl, das ich nie vergessen werde.

»Und weißt du, was ich geträumt habe? Dass wir zusammen eine Reise machen. Wir saßen in einem tollen Restaurant, den Sonnenuntergang vor Augen, tranken goldgelben Weißwein und teilten uns einen Salat, mit viel Rohschinken obendrauf.«

»Wie romantisch«, sagte er und rieb sich die Tränen aus den Augen.

»Vielleicht hab ich ja von unserer Hochzeitsreise geträumt ...« Ich lachte. Es fiel mir leicht, so zu reden, denn unsere Beziehung war in jeder Hinsicht offen und unbeschwert.

»Hm, das könnte Italien gewesen sein. Sicher wird dein Traum in Erfüllung gehen. Ja, warum nicht? Lass uns doch heiraten und wieder mal nach Italien fahren!«

»Echt?!«

»Seit ich hierher gezogen bin, ist so viel los ... Da bleibt leider wenig Zeit für Reisen.«

Jeder hatte seinen schönen Traum. Ich sehnte mich nach seiner Nähe; er hingegen schien ein anderes Bedürfnis zu haben. Dennoch lagen wir im gleichen Bett, teilten die gleiche warme Decke. Ein seltsames Gefühl überkam mich, als bedrängte und bedrohte uns etwas, als wären wir nur hier wirklich sicher.

»Wollen wir heute nicht was unternehmen?«,

fragte er plötzlich, weil er wohl merkte, dass mich etwas beschäftigte.

»Dann würde ich gerne im Ōkini zu Mittag essen. Lecker frittierte Sachen. Vielleicht ein bisschen weit bis dahin, aber …«

»Kein Problem, am Abend fahr ich dich zum Bahnhof. Selbst wenn wir ins Ōkini gehen, haben wir noch immer viel Zeit.«

»Wir könnten auch nach Kurama fahren, dort baden, uns entspannen … Ich glaube, es wird heute heiß.«

»Kurama-Onsen, ah, gute Idee! Da möchte ich hin, unbedingt!«

So reagierte er damals. Und so fanden sich zwei wie von selbst: er sein Schicksal und das Schicksal ihn.

Immer wenn wir überlegten, wohin wir gehen sollten, schien sich Kyōto von seiner besten Seite zeigen zu wollen. Auch ohne schicke, teure Restaurants und ohne Geishas. Unser ganz eigenes, bescheidenes Kyōto.

Bei einem Spaziergang in Arashiyama hatten wir am Eingang des Hoshinoya* gestanden und verstohlen das schöne Gebäude und die stimmungs-

* Luxuriöse Herberge im japanischen Stil (Ryokan), wobei Tradition und Moderne kunstvoll vereint sind. (A. d. Ü.)

volle Beleuchtung bewundert, wir sahen auf den majestätisch dahingleitenden, von dichtem Wald gesäumten Fluss und träumten davon, während Mücken uns zerstachen, an diesem idyllischen Ort eine Nacht zu verbringen.

Ein andermal landeten wir in einer skurrilen alten Bar namens Detektiv. Da ich nicht fahren musste, gönnte ich mir ein Bier, während er sein Curry aß. Wir quatschten mit den anderen Gästen, stiegen aus reiner Neugier die steile Treppe hinauf in den ersten Stock. In einem der verlotterten Zimmer stießen wir auf eine Geheimtür und erkundeten aufgeregt wie Schatzsucher das unbekannte Terrain, bevor wir kichernd zur Bar zurückkehrten.

Im Ōkini saßen wir gemütlich an der Theke und plauderten mit dem Kneipenbesitzer, der uns mit seinen köstlichen Kreationen verwöhnte. Danach stöberten wir stundenlang im Gakeshobō* herum und blätterten in Büchern, die man sonst kaum findet.

Bei all diesen Unternehmungen hatten wir uns jung und frei gefühlt, wie Studenten, die das Leben in vollen Zügen genießen.

* Ein kleiner, sympathischer Buchladen, in dem es eine feine Auswahl von fast allem gibt: Neuerscheinungen, antiquarische Bücher, Magazine und Zeitschriften, Publikationen von Kleinstverlagen, CDs usw. Inzwischen ist der Laden umgezogen und heißt Hohohoza. (A. d. Ü.)

Seiner Kunst widmete er sich mit großem, heiligem Ernst. Durch Jobs und Assistenzen hatte er viele Erfahrungen gesammelt. Zielstrebig ging er seinen Weg, doch Zweifel, Glücksgefühle oder Enttäuschungen, die seine künstlerische Arbeit gewiss begleiteten, ließ er kaum je nach außen dringen.

In Wahrheit interessierten ihn Cafés, Bars oder schöne traditionelle Ryokan mit ihrem phantastischen Essen nicht im Geringsten. Er passte sich meinen Wünschen und Bedürfnissen mühelos an, aber eigentlich ging es auch mir nicht um nette Kneipen und gutes Essen. Ich brauchte nichts. Ich wünschte mir nur, in seiner Nähe sein zu dürfen.

Am Ende blieb mir noch nicht einmal Groll oder Verbitterung – wem hätte ich einen Vorwurf machen sollen? Es war niemand mehr da. Sogar für Wut war es zu spät.

Verdutzt blieb ich allein zurück, in weißer Leere.

*

Mein Tag begann mit Joggen. Ich rannte ein paar Kilometer unter Bäumen, und bevor ich nach Hause zurückkehrte, wischte ich mir den Schweiß ab und kaufte in der französischen Bäckerei um die Ecke das Frühstück für mich und meine Eltern. In dem Laden gab es eine große Auswahl an knusprigen, leckeren Brötchen und Stückchen. Den ganzen Weg über freute ich mich jeweils darauf und überlegte schon mal, was ich heute kaufen wollte.

Auf dem letzten Stück verlangsamte ich meinen Lauf, um nicht ganz aus der Puste zu sein. An der Ecke, wo ich jeweils ins Gehen wechselte, stand dieses eine Haus.

Es sah verwahrlost und verwaist aus und wirkte, als würde es demnächst abgerissen. Auf einem schlichten Keramikschild stand »Villa Kanayama«* – der Name wollte so gar nicht zur äußeren Erscheinung passen.

Keiner schien da zu wohnen, aber im Eckzimmer des ersten Stocks bemerkte ich eines Tages den Schatten einer Frau. Wenn ich hochschaute und sie am Fenster sah, lächelte sie immer. Solch eine Geistergestalt war mir noch nie erschienen.

Nie sahen wir uns in die Augen, nie bewegte sie sich.

Lächelnd lehnte sie einfach am Fensterrahmen und ließ ihr weiches, welliges Haar langsam hin und her schwingen.

* Wörtl. »Goldberg«, »Goldmine« (A. d. Ü.)

Sie war ganz anders als jene Geister, denen ich manchmal in der Stadt begegnete.

Die schienen mir mit trauriger Miene zu sagen: »Mein Leben ist zu Ende, aber ich komme einfach nicht zur Ruhe und kann's nicht ändern«, während die Frau am Fenster ein Gesicht machte, als würde sie denken: »Hm, was esse ich nachher?« Oder: »Was soll ich zum Rendezvous heute Abend anziehen?«

Ich fragte mich, warum sie lächelte, wo sie doch keine Erlösung gefunden hatte. Aber auch solche Geister gab es offenbar.

Seltsamerweise – es war mir selbst ein Rätsel – spürte ich in diesem verträumten Lächeln eine heilende, tröstliche Kraft. Das Jenseits schien ein Mysterium zu sein, mit unserem Verstand nicht zu fassen. Es hatte keinen Sinn, sich groß Gedanken zu machen.

Sie strahlte Ruhe und Gelassenheit aus, als würde sie sagen: »Lasst mich hier noch ein bisschen verweilen.« Das gefiel mir.

Geister zu sehen war schon verrückt genug; aber Geister sogar zu mögen?!

Wer sich von Geistern angezogen fühlt, wer bei ihnen Trost findet, der ist verloren, hatte ich immer gedacht, aber wenn ich frühmorgens in dem Haus ihre kleinen Augen, ihre kleine Nase, ihren zierlichen kleinen Körper mehr erfühlte als erspähte, da wusste ich, dass ich mich geirrt hatte. Wenn mir jemand dieses Gefühl vermitteln konnte, spielte es gar keine Rolle, ob die Person lebendig war oder tot.

Wer mochte sie sein? Und warum war sie da?

Mehr und mehr begann mich das Schicksal dieser Frau, die da war, doch nicht von dieser Welt, zu beschäftigen.

Eines Tages wird sie wohl verschwinden, aber wenn sie immer so lacht, muss sie es gut gehabt haben, sinnierte ich und fühlte mich erleichtert wie selten in meinem Leben.

Ein seltsames Wechselbad der Gefühle ... Während manche Seelen mich erschreckten, linderten andere meinen Schmerz.

Wenn ich sie anlächelte, reagierte sie nicht, sondern blickte einfach weiter in meine Richtung, schaute dem Treiben auf der Straße zu, lächelnd wie immer.

Ihre Art, mir zu begegnen, gab mir das Gefühl, mit der Welt verbunden zu sein und nicht als jemand gesehen zu werden, der leidet und sich quält. Die Gewissheit, Teil des Lebens zu sein und mit ihm zu verschmelzen, beruhigte mich.

*

Shingaki machte es mir nicht leicht, meine zweitausend Yen zu vertrinken.

Er achtete genau auf mein Befinden und ließ sich Zeit, bis er mir einen neuen Drink servierte.

Die Gesundheit seiner Gäste war ihm nicht egal. Wenn sie jeden Tag kommen, sich betrinken und irgendwann Probleme kriegen, habe auch ich ein Problem, pflegte er zu sagen. Er wolle, dass es seinen Stammgästen gutgehe und er sie lange bewirten dürfe. Das morgendliche Joggen war seine Idee gewesen. Auch die anderen Gäste ermunterte er, nach der Devise: Wer am Morgen rennt, trinkt am Abend weniger.

Hatte ich dann doch zweitausend Yen intus und noch immer Durst, tat er den zusätzlichen Betrag in eine Sparbüchse, die einen Glücksgott darstellte und auf der mit dickem Filzstift »Guthaben Sayochan« geschrieben stand. Ich forderte ihn zwar auf, das Geld zu kassieren, aber er überhörte es.

Seit dem Unfall wurde mir zum ersten Mal bewusst, dass auch durch kleine Gesten wie diese eine Beziehung heranwächst und sich festigt. Sich nächtelang Geschichten erzählen, miteinander schlafen oder irgendwohin reisen war gar nicht nötig; das Band des Vertrauens entstand unmerklich, Faser für Faser, Tag für Tag. In jungen Jahren war ich viel zu wild gewesen, um für diese stille, unscheinbare Art von Beziehung ein Gespür zu haben.

Wäre Shingaki ein Mensch gewesen, den die Einbuße von ein paar hundert Yen gewurmt oder der versucht hätte, seine Gäste mehr konsumieren zu lassen, als sie eigentlich wollten, dann hätte die Bar nicht so lange überlebt, und auch die Gäste wären von anderer Natur gewesen. Am Anfang machte die Bar einen fast langweiligen Eindruck auf mich, doch da zu viel Trubel mir unangenehm war, lernte ich mit der Zeit die verträumte, entrückte Atmosphäre schätzen.

Gerade weil mich niemand behelligte und ich in Ruhe trinken konnte, nahm ich ab und zu unerwartete Dinge wahr.

Allein ist man wacher, aufmerksamer als zu zweit. Es ist, als hätte man Augen auf dem Rücken und als könnten nur diese Augen gewisse Dinge sehen. Wenn man mit Freunden ausgeht und lacht und schwatzt, übersieht man sie eben – die geheimen Regungen des Herzens, die sich in kleinen, unscheinbaren Zeichen äußern.

Allein trinken zu gehen wäre mir vor dem Unfall nie in den Sinn gekommen.

Jetzt, mit fast kahlgeschorenem Kopf und Klamotten, die alles andere als feminin wirkten, sah ich eher aus wie eine Lesbe und überhaupt nicht so, als würden Männer mich interessieren. Aus diesem Grund wurde ich kaum je angemacht, und wenn es doch mal geschah, war es mir herzlich egal.

So oft mein Job es mir erlaubte, war ich in den vergangenen Jahren zu Yōichi nach Kyōto gefahren. Die Freunde dort trafen wir oft und gern. Den Kontakt zu meinen alten Freunden in Tōkyō hatte ich jedoch, bedingt durch den Unfall, den langen Krankenhausaufenthalt und die Rehabilitation, nach und nach verloren.

Früher, in der Zeit vor dem Unfall, war mir kaum bewusst gewesen, wie der Körper auf die Seele und die Seele auf den Körper reagiert, wie sie sich umeinander sorgen. Doch jetzt, wo ich wieder einigermaßen gesund war, staunte ich nur – wie der Körper mich davor bewahrte, zu viel zu trinken und zu oft an Yōichi zu denken; wie er schläfrig wurde, wenn ich es nötig hatte; wie er, um mich vor einem Sturz zu bewahren, mich instinktiv die Hände ausstrecken ließ, wenn ich nicht aufpasste und ins Stolpern geriet. Ein Wunder, dachte ich.

Jeder hat im Leben einen Körper, nur einen einzigen. Ihm kaum Beachtung zu schenken ist schon schlimm genug; aber was für eine Zumutung, ihn auch noch mit einer Stange zu malträtieren oder ihm eine Schwangerschaft aufzwingen zu wollen!

Doch auch wenn ich meinem Körper unendlich dankbar war, konnte ich jenen himmlisch schönen Moment, als ich mich vom Körper losgelöst in einer anderen Welt wiederfand, nicht vergessen. Noch immer erinnerte ich mich deutlich an dieses beglückende Gefühl, geborgen zu sein in einem ewig warmen Meer aus Sonnenlicht.

Auch wie das Licht in allen Regenbogenfarben tanzte, wenn ich meine Hand bewegte!

Und wie ich und mein Hund hingerissen waren von diesem Anblick … und schauten und schauten, ohne Ende.

Wenn ich manchmal vor mich hin träumte und mir der Gedanke kam, ob es nicht besser gewesen wäre, für immer in jener lichtdurchfluteten Welt zu bleiben, tauchte stets Opas Gesicht vor mir auf. Auch ohne Körper war Opa ganz er selbst gewesen, frisch und forsch wie eh und je. Er hatte das Leben ausgekostet, in vollen Zügen genossen; zu wissen, dass er seine Lebensfreude auch im Jenseits nicht verlor, obwohl er am Ende nur noch im Koma gelegen hatte, machte mich glücklich.

Wie cool Opa auf seiner Harley aussah! Wie lässig er angebraust kam! Selbst wenn es vielleicht nur ein Traum war – ich war hin und weg.

Die schönen Berge, der Fluss, das Grün, die schillernden Regenbogenfarben ... Und Opa auf seiner Harley ... Wahnsinn! Es war so überwältigend, dass ich dachte, ich will nichts anderes mehr, nie wieder.

Das Hochgefühl jenes Augenblicks, meine unbändige, grenzenlose Freude verdrängte alles andere, ohne Wenn und Aber.

Auch in traurigen Zeiten ist so etwas durchaus möglich.

Mein Herz ging weit auf in der Regenbogenwelt, funkelnd wie ein Stern, und die Welt nahm es freudig auf und antwortete mit einem Feuerwerk aus Farben.

Ein Zwiegespräch ist das, dachte ich ergriffen, eine Art Pingpong der Gefühle.

Wie sehr meine Gegenwart auf die Welt wirkte, war mir nicht bewusst gewesen. Wenn ich der Welt mit strahlendem Herzen begegnete, gab sie mir Wärme und Licht zurück. Manchmal sofort, manchmal dauerte es länger, wie bei einer großen Welle oder einem Echo aus weiter Ferne.

Die Gefühle eines winzig kleinen Ichs – sie vermochten ohne Zweifel etwas zu bewegen.

Was in jener unsichtbaren Welt geschieht, wie alles aufeinander reagiert, lässt sich immer und überall wahrnehmen, wenn man nur versucht, seinen Blick zu ändern. Mit dieser Erkenntnis kehrte ich als Zombie aus jener Welt zurück. Nicht als gutes oder böses, sondern als ein etwas wundersames Wesen, wie man ihm nicht jeden Tag begegnet.

Doch die Wünsche und Hoffnungen von uns Menschen halten der Routine der Realität leider nicht lange stand; sofort macht sie sich ans Werk und verschlingt nach und nach unseren kostbaren Schatz.

Die Welt ernährt sich vom erwartungsvollen Pochen der Herzen, ohne das wir nicht leben können. Deshalb müssen wir versuchen, es stets aufs Neue hervorzubringen. Anders geht es nicht. Ein endloser, kraftzehrender Kampf, aber die einzige Möglichkeit, am Ende zu gewinnen.

Darüber hatte ich mit Yōichi oft gesprochen, während wir auf dem Boden lagen, Süßigkeiten knabberten und Wein tranken.

Jetzt war ich allein, aber der Traum jenes Tages war immer noch lebendig.

Und immer noch schien ich genug Kraft zu haben, das Pochen meines Herzens mit der Welt zu teilen.

*

Als ich zum ersten Mal frühabends an der Geistervilla Kanayama vorbeikam, war ich auf dem Weg zur Bank, wo ich am Automaten Geld einzahlen wollte.

Es war wohl ein Zufall, aber genau in dem Moment kam ein junger Mann aus dem Haus. Gedankenverloren sah ich zu, wie er mit einer Geldbörse in der Hand sein Fahrrad aufschloss und aus dem Stellplatz schob. Hier wohnten also nicht nur Geister … Unwillkürlich schaute ich zum Fenster hoch, an dem die Frau immer gestanden hatte, und tatsächlich war sie da, schaute reglos zu, wie der Mann sich auf sein Rad schwang. Oh, dachte ich, so hab ich sie noch nie gesehen!

Da bemerkte mich der Mann und sah mich fragend an.

Klar, wenn eine etwas seltsam wirkende, fast kahlköpfige Frau wie gebannt das eigene Haus anstarrt – wer würde da nicht argwöhnisch werden.

Aber ich hatte mich getäuscht.

»Sehen Sie etwa meine Mutter?«, fragte er gar nicht verwundert.

»Äh … ja. Sie meinen die Frau dort oben, nicht wahr?«, antwortete ich und zeigte auf das Fenster.

»Genau.«

»Aber sie sieht ziemlich jung aus …«

»Offenbar so, wie sie als junge Frau ausgesehen hat. Warum, weiß ich nicht. Was sehen Sie denn genau?«

»Äh, sie schaut zu uns. Sie lächelt immer«, sagte ich und dachte zugleich, so reden nur Bekloppte.

»Sie lächelt?!« Sein Gesicht hellte sich schlagartig auf, es leuchtete.

Bevor ich mir irgendwelche Gedanken machen konnte, spürte ich instinktiv, was er fühlte. Auch ich hatte mir unzählige Male vorgestellt, wie schön es wäre, Yōichi wiederzusehen. Aber je größer der Wunsch, desto kleiner die Chance auf Erfüllung. Man kann nichts erzwingen.

»Ja, als wäre sie überglücklich. Dieses Lächeln ist so ansteckend, dass ich jeden Morgen hier vorbeigehe«, sagte ich, auch, um ihm eine Freude zu machen. So hatte meine Geisterschau wenigstens einen nützlichen Nebeneffekt.

»Kein Zweifel, meine Mutter«, sagte er in einem Ton, als wäre sie eine lebende Person, die er mir vorstellen wollte.

»Sie gleicht Ihnen jedenfalls sehr.«

Tatsächlich waren beide von feingliedriger Statur, ihre schmalen Augen blickten klug in die Welt, und ihre vornehme Ausstrahlung hatte zugleich etwas kindlich Charmantes.

»Ursprünglich wohnte ich mit meiner Mutter und meiner Schwester in Sangenjaya*. Irgendwann wurde es meiner Mutter zu eng, und da ihr Freund hier in der Nähe arbeitete, ist sie mit ihm in diese Wohnung gezogen. Aber dann geschah es: Es verging gerade mal ein Monat, und Mutter war tot. Ein Herzanfall. Sie sah aus, als ob sie schlafen würde. Na ja, sie hatte schon immer ein schwaches Herz.«

»Hm … dann hat sie früher auch so gelächelt, als sie hier lebte?«

»Sie brachte nur das Allernötigste mit und hatte sich noch gar nicht richtig an das neue Leben gewöhnt. Aber ich glaube, ja, sie war glücklich. Dennoch hat die Umstellung sie offenbar mitgenommen. Alles ging so schnell.«

»Äh, dieser Freund Ihrer Mutter, lebt er nicht hier? Ist er nicht Ihr Vater?«

Hör auf zu fragen, das geht dich nichts an, flüsterte mir eine innere Stimme zu. Aber er machte nicht den Eindruck, als würde ihn meine Fragerei stören.

»Nein, mein leiblicher Vater war krank und starb, als ich und meine Schwester noch klein waren. Mutter verwaltete das Haus, das er ihr hinterlassen hatte, eröffnete dort auch eine Café-Bar

* Viertel im Tōkyōter Stadtbezirk Setagaya (A. d. Ü.)

und zog uns allein groß. Ihr Freund – der erste Mann, mit dem sie nach Vaters Tod eine ernsthafte Beziehung eingegangen war – konnte es nicht fassen. Sie starb so plötzlich, aus heiterem Himmel. Es war ein Schock. Ziemlich deprimiert kehrte er in seine alte Heimat Yamanashi zurück. Seither ist die Wohnung verwaist. Tja … Mutter lebte ja nur kurz hier, daher hat sie wohl nicht viele Erinnerungen. Ich habe aber das Gefühl, sie ist immer noch da. Ihretwegen bin ich hergekommen. Sie tut mir leid, so allein.«

»Wenn Ihre Mutter selig wie ein Buddha lächelt, ist sie bestimmt im Paradies. Außerdem bleiben Menschen, auch wenn sie bereits erlöst worden sind, manchmal in dieser Welt. Sozusagen um den Nachgeschmack ihres Lebens auszukosten. Jetzt muss ich aber doch noch mal fragen … Ich habe Sie aus dem Haus kommen sehen. Das heißt, Sie wohnen hier?«

»Ja, aber nicht in ihrem Zimmer. Dort würde ich mich nicht wohlfühlen«, sagte er freimütig.

»Ach so.«

Irgendwie erinnerte mich das alles an meine eigene Situation, als hätten wir gewisse Gemeinsamkeiten, die uns auch gefühlsmäßig miteinander verbanden. Die Art und Weise, wie Diesseits und Jenseits sich vermischten und wie wir diese Welten wahrnahmen … Was er erzählte, war mir vollkommen vertraut.

»Lassen Sie mich ab und zu bitte wissen, wie es meiner Mutter geht, ja? Ich kann sie leider nicht sehen.«

»Woher wissen Sie denn, dass sie dort umhergeistert?«

»Ich hab's geträumt. Viele Male. Kennen Sie den Film *Prince of Darkness*? Da kommt die gleiche Traumszene wieder und wieder vor. Wie in dem Film sah auch ich in meinen Träumen immer wieder die Gestalt einer jungen Mutter, die da am Fenster steht und lächelt. Das hat mich beschäftigt, und deshalb bin ich hierhergezogen.«

»Den Film kenne ich nicht, aber sicher wollte Ihre Mutter Sie wissen lassen, dass es ihr gutgeht. Ich glaube, Sie sind auf meine Hilfe gar nicht angewiesen.«

Was für ein seltsames Gespräch, dachte ich.

»Ach, möchten Sie nicht hereinkommen?«, fragte er plötzlich.

»Das ist nett, aber einfach so … Wir kennen uns doch kaum«, antwortete ich.

»Ich gehe nur Blumen kaufen. Bitte, tun Sie sich keinen Zwang an. Die Tür lasse ich immer offen, es gibt drinnen sowieso nichts zu holen. Ach, wie mich das jetzt freut … Meine Bemühungen waren also nicht umsonst! Ich wusste, dass dieser Tag irgendwann kommen würde«, sagte er und radelte davon.

Na denn. »Entschuldigung, wenn ich störe«, sagte ich und trat ins Haus. Ich stieg die knarrende Treppe hinauf in den ersten Stock. Die Tür zu ihrem Zimmer und auch das Fenster standen weit offen, wie um den Frühsommer willkommen zu heißen. Ein angenehmes Gefühl, für einen Geist aber viel zu hell und luftig.

Wie erwartet war da keine Gestalt, die mir den Rücken zuwandte. Geister sind nicht leicht zu fassen und erscheinen auch nicht auf Fotos.

Das kleine, etwas schäbige Zimmer mit Tatamimatten und Kochnische war spartanisch eingerichtet. An der Wand ein CD-Gerät von Muji, ebenso das Büchergestell. Offensichtlich mochte sie es gern schlicht, ohne diesen Schnickschnack, der so oft die Wohnungen verunstaltet. Neben dem Fenster standen halbverwelkte Blumen, Wasser sowie eine japanische Süßigkeit. Außerdem ein Foto von ihr und ihrem Freund. Er war wohl um einiges jünger.

Auf dem Foto sah sie, abgesehen vom Alter, genau so aus, wie ich sie vom Fenster her kannte. Ich fragte mich: Was ist das denn überhaupt – der Tod.

Wer tot ist, ist nicht mehr da, für immer. So stellt man sich das gerne vor. Existierte die Frau am Fenster nur in der Vorstellung ihres Sohnes? Wenn ja, wie soll man das nennen? Das Gedächtnis des Ortes? Und warum war es mir möglich, es zu sehen?

Meine Gedanken drehten sich im Kreis. Je länger, desto mehr erschien mir das Ganze als verrücktes Hirngespinst. Ich fühlte mich wie jemand, der durch die Prophezeiungen von Wahrsagern irre geworden ist und nicht mehr weiß, wo ihm der Kopf steht.

Mir schwanden die Sinne, es wurde dunkel vor meinen Augen. In dem Moment hörte ich jemanden die Treppe hinaufstürmen.

»So, ich wechsle die mal schnell aus«, sagte er mit einem Strauß frischer Blumen in der Hand und griff nach der Vase auf dem Tisch. Seine Bewegungen, obwohl routiniert, waren voller Liebe und Hingabe. Dass die Aufmerksamkeit einem verstorbenen Menschen galt, hätte niemand auch nur erahnen können.

»Wenn ich fragen darf … Wie heißen Sie? Mein Name ist Sayoko Ishiyama.«

»Ach so, stimmt, ich hab mich noch gar nicht vorgestellt. Ich heiße Ataru Saihō.«

»Und … Ihre Mutter?«

»Sazanka.«*

»Beides sehr schöne Namen.« Ich blickte auf das Foto.

»Sie wissen, wo die herkommen, oder? Mit Mamas Namen, den Oma bestimmt hatte, fing es an und ging dann offenbar immer weiter.«

»Ach so, vom Lied *Feuer*** vielleicht?«, sagte ich überrascht.

»Ataru – Glückspilz! Ich weiß nicht ... Hatarō, was dem ursprünglichen Wortlaut näher käme, klingt da besser, ernsthafter. Meine Schwester heißt übrigens Kitakaze – Nordwind. Das halte ihr jeden Mann vom Leib, ärgert sie sich oft. Und wenn einer doch mal Interesse zeige, entgegne der garantiert: ›Und ich bin die Sonne!‹ Haha, sehr witzig.« Er lachte. »Na, egal. Bei mir denken sie, ich hätte nichts anderes als Frauen im Kopf. Oder fragen mich, ob Vater oder Mutter ein Fan von *Urusei Yatsura**** gewesen seien ...«

* Name einer Kamelienart (A. d. Ü.)

** Ein altes japanisches Kinderlied für den Winter. Ein bissiger Wind bläst, Kinder sind draußen unterwegs, am Wegrand blühen rote Kamelien. Als die Kinder ein Feuer sehen, rennen sie hin, um sich ihre eiskalten Hände zu wärmen. (A. d. Ü.)

*** Erfolgreiche Manga-Serie von Rumiko Takahashi, erschien in Japan von 1978 bis 1987. Protagonist ist der Oberschüler und Schürzenjäger Ataru, der auf Grund seiner Vorliebe für Mädchen dazu auserkoren wird, in einem Wettstreit mit der außerirdischen Prinzessin Lum um die Erde zu kämpfen. (A. d. Ü.)

»Ach, wirklich?«, sagte ich und dachte zugleich: Der hat aber eigenartige Eltern.

Leise fing ich an, das Lied zu summen.

Kamelien, Kamelien, blühender Weg
Feuer, Feuer, brennende Blätter
Wärmen wir uns? O ja, wärmen wir uns!
Puh, wie der Nordwind bläst!

Obwohl es fast Sommer war, spürte ich plötzlich, wie die Schönheit des Winters in meinem Herzen aufblühte.

Wie herrlich war doch diese Welt! Der Sommer mit seinem wild wachsenden Grün – und dann auf einmal die eisige Schönheit einer ganz anderen Jahreszeit mit dem Rot der Kamelien, dem Gelb der gefallenen Blätter … Als wären wir Menschen Zeugen eines grandiosen Schauspiels und das, was unsere erfüllten Herzen der Welt zurückgeben, der Eintrittspreis dafür.

Ataru ging mit der Vase zum Spülbecken. Ich hörte Wasser fließen, eine Schere schnippen.

Das Leben in dieser kleinen Wohnung war jetzt wahrscheinlich nicht anders als früher. Es war einfach, sich vorzustellen, wie hier eine Frau mit einem Mann zusammengelebt hatte. Wie sie an müßigen Sonntagnachmittagen am Fenster stand und hinausschaute … Ich sah ihre Gestalt klar vor mir, zu Lebzeiten und auch im Tod.

Er stellte die hübsch arrangierten Blumen sowie frisches Wasser neben das Fenster. Dann kniete er sich hin und legte die Hände zum Gebet aneinander.

Ich stand etwas abseits, verharrte in Stille.

»Es hilft ja doch nichts«, sagte er nach einer Weile.

Ich sah ihn fragend an.

»Für die Katz. Ich weiß es genau.« Er lachte. »Aber was soll ich sonst tun?«

Ich lachte ebenfalls.

»Wenigstens einen Zweck erfüllt es: mein schlechtes Gewissen zu beruhigen. Täte ich gar nichts, würde ich mir Vorwürfe machen: Warum hast du sie damals nicht ins Krankenhaus gebracht, obwohl sie leichenblass war im Gesicht? Warum hast du dir nicht mehr Zeit genommen, um beim Umzug zu helfen? Und so weiter. Was ich hier mache, ist wichtig für mich selbst. Bis eines Tages die letzte Frucht vom Ast fällt und ich das Leben nehmen kann, wie es ist. Dann habe ich diese Phase hoffentlich überwunden.«

Seine Worte flossen in mein Herz wie Wasser in einen Krug und füllten es randvoll.

»Wird schon werden.«

»Ja, irgendwann. Ich denke halt, dass eine Mutter immer da ist, immer. Kann man nix machen.«

»So ähnlich geht es mir auch gerade«, sagte ich und ließ den Blick über meine Cargohosen wandern. »Ich kümmere mich um die Arbeit meines verstorbenen Freundes, pendle zwischen Tōkyō und Kyōto hin und her.«

Wir waren wie zwei Kinder im Grundschulalter, ohne einen Hauch von erotischer Spannung zwischen uns, aber das beruhigte mich.

Wenn ein Mensch stirbt, hatte ich als Kind geglaubt, sieht man ihn einfach nicht mehr, und das Leben geht weiter wie immer. Gewiss, so falsch ist das nicht. Hätten er oder ich es geschafft, den Tod nicht ganz so wichtig zu nehmen, wäre unser Leben vielleicht einfacher gewesen.

Obwohl es keinen vorherbestimmten, sicheren Weg gibt, glaubte ich, mich stets auf einem solchen zu bewegen. Nie hätte ich gedacht, dass es sich eines Tages plötzlich ändern könnte.

Aber ich war nicht die Einzige; alle denken so. Gehen zur Arbeit, zur Schule, zum Einkaufen, verabreden sich mit Freunden und Geliebten. Dinge, die man aus eigenem Antrieb tut. Es genügt jedoch, nur einmal aus der Spur zu geraten – und schon blickt man mit Sehnsucht und Neid auf das Leben der anderen.

Genau wie ein Geist.

Ach, wie war das doch schön … Wie gern würde ich so leben wie alle andern.

Doch das Leben der Geister hat auch eine gute Seite; es ist stiller, wahrhaftiger. Geister haben vielleicht das Gefühl, dass ihnen mit jedem Tag ein Stückchen von Körper und Seele abhandenkommt, aber zurück möchten sie offenbar nicht mehr. Stoisch wie ein Samurai führen sie in unmittelbarer Nähe der Menschen ihr heimliches Leben. Das überraschte mich.

»Dieses Haus wirkt ziemlich verlassen. Wohnt außer Ihnen und … äh … Ihrer Mutter niemand hier?«, fragte ich.

»Es soll abgerissen werden. Deshalb sind alle ausgezogen«, antwortete er.

»Schon bald?«

»Eigentlich war es längst geplant, aber der Abriss hat sich immer weiter verzögert. Die Tochter des Hausbesitzers hat geheiratet. Er sagte, er wolle auf dem Grundstück ein neues Haus für sie bauen, doch dann wurde ihr Ehemann von der Firma nach Nagoya versetzt. Sie kommen in ein, zwei Jahren wieder zurück. So zieht sich die Sache hin. Wie auch immer – das Haus ist ziemlich vergammelt, lange wird es nicht mehr dastehen. Jetzt wohnt gelegentlich einer da, wenn er arbeitsbedingt in

Tōkyō ist, und die Bäckerei um die Ecke benutzt eine Wohnung als Lager- und Ruheraum.«

»Ach so. In dieser Bäckerei hole ich Brötchen und komme jeden Morgen hier vorbei. Hm, das Zimmer Ihrer Mutter würde ich gerne mieten. Was meinen Sie – ob das noch geht?«, fragte ich auf einmal und war selber überrascht.

»Ich glaub schon«, antwortete er ohne Zögern.

Seine Reaktion gefiel mir. Andere hätten ein komisches oder verlegenes Gesicht gemacht, Angst gehabt, etwas Falsches zu sagen, und irgendeine Ausrede erfunden … Die Unbeschwertheit, mit der er mir begegnete, fand ich erfrischend.

»Beim Makler vor dem Bahnhof?«

»Ja, gegen eine Provision allerdings. Da sich der Abrisstermin verzögert hat, könnte das Zimmer noch im Angebot sein. Soll ich fragen?«

»Danke, nicht nötig«, sagte ich und erhob mich.

Er notierte Mietpreis, Namen und Telefonnummer des Maklers auf einen Zettel und reichte ihn mir.

Mein Inneres sagte mir: Beweg dich, beweg dich! Das Leben hat keine Pointe, kein Ziel, das irgendwann erreicht ist. Es ist wie ein Fluss ohne Ende, immer in Bewegung. Es gibt kein Mittel, mit dem Tod eines geliebten Menschen schnell fertig zu werden. Man muss akzeptieren lernen, dass man ihn nie wiedersieht, fühlt sich eine Zeitlang dumpf und schwer, als stecke man in einem Sumpf, bringt mühsam einen Tag um den andern hinter sich, bis die Welt allmählich wieder an Farben gewinnt.

Doch auch in trüben Zeiten gibt es jeden Tag etwas Gutes oder Schönes, mag es auch noch so unscheinbar sein: die frischen Blumen am Fenster zum Beispiel oder die Begegnung mit einem Menschen, der Ähnliches erlebt wie man selbst.

So schöpft man nach und nach wieder Kraft, liest da und dort etwas auf wie ein Kind, das sich eine schöne Muschel in die Tasche steckt.

*

Als ich meinen Eltern verkündete, ich wolle ausziehen, waren sie ein wenig besorgt. Ich hatte ihnen nie begreiflich machen können, dass ich nicht mehr derselbe Mensch war wie früher. Sie dachten einfach, ich wolle etwas Neues anfangen, und ließen mich ziehen. Allerdings unter der Bedingung, dass ich sie regelmäßig besuchen komme.

Ich zog also mit dem Nötigsten in der Villa Kanayama ein. Für den Transport von Koffer und Futon zum Schlafen liehen mir meine Eltern das Auto.

Ataru war an dem Abend nicht da. Wie angenehm, dass er sich mir nicht aufdrängte.

Ich legte mich auf die Tatami und dachte, jetzt wirst du mit einem Geist unter einem Dach wohnen … Etwas unheimlich, diese Vorstellung, aber was soll's. Es war mir egal.

Als ich mich für meinen abendlichen Trunk auf den Weg in die Bar machen wollte, kam gerade Ataru zur Haustür herein.

»Du bist also tatsächlich hier eingezogen? Ging aber schnell!«, sagte er, ohne wirklich überrascht zu wirken.

»Ich wollte eben was trinken gehen. Kommst du mit?«

»Gute Idee, ich hab nichts vor.«

So gingen wir zusammen los. Seltsam, dieses Timing … Obwohl ich keinerlei Erwartungen oder Hoffnungen hatte, geriet eins nach dem andern plötzlich in Bewegung.

»Sayochan, warum trägst du eigentlich immer diese Männerklamotten?«

»Ich hatte einen schlimmen Unfall und sah mit meinen Verletzungen aus wie Frankenstein. Da, wo die Wunde war, wachsen keine Haare mehr nach. Deshalb meine Frisur. Entsprechend kleide ich mich, wie du siehst. Locker, leger, aber doch auch ein bisschen modisch. Darauf achte ich schon. Ich hab ja Kunst studiert und will nicht wie ein gerupftes Huhn herumlaufen. Feminin? Sexy? Interessiert mich nicht mehr. Schon als Kind war ich wie ein Junge. Hab nie Röcke getragen und immer nur draußen mit denen rumgetobt. So fühle ich mich jetzt wieder.«

Einmal hatte Yōichi eine Ausstellung in San Francisco, ich begleitete ihn. Am Frühstücksbüfett unseres Hotels bediente sich gerade ein Mädchen, dessen kahler Kopf nur von spärlichem Haarflaum bedeckt war. Sie war mit der Familie da und wählte selbstbewusst und gutgelaunt ihre Speisen aus. Sie hatte wohl eine Chemotherapie hinter sich. Bis hin zum kleinen Bruder strahlte die ganze Familie ein gesundes Selbstbewusstsein, eine beherzte Entschlossenheit aus.

Ich weiß, was ihr alle von mir denkt, schien das Mädchen zu sagen. Aber das kümmert mich nicht. Ich mache, wozu ich Lust habe, denn, hey, mein Leben dauert vielleicht nicht so lange wie eures!

Von ihrem Anblick war ich geradezu bezaubert, und ich glaube, insgeheim empfand ich damals den Wunsch, so wie das Mädchen zu sein. Und siehe da – jetzt habe ich tatsächlich eine Stoppelfrisur.

»Das heißt, du hattest auch mal eine weiblichere Phase«, sagte Ataru.

»Na ja, ich war ein Mädchen wie viele andere.«

Ich konnte mich nicht mehr erinnern. An dieses Mädchen, das Filme und Kunst mochte, Ausstellungen im ganzen Land besuchte, in Cafés Süßes aß, mit Freundinnen und Freunden plauderte und sich über das Gesehene seine Gedanken machte ... Wer war das noch mal gewesen? Das Mädchen von damals war in weite Ferne gerückt, während mein gegenwärtiges Ich, wie ich aus den Reaktionen meiner Umgebung schloss, eine gewisse Ähnlichkeit mit Yayoi Kusama* zu haben schien.

»Ich glaube, so, wie du jetzt bist, ist es ganz gut«, meinte Ataru.

Ich blickte zu dem dunklen Fenster hinauf. Sazanka war nicht da. Ob sie abends auch irgendwohin nach Hause ging? Oder war ich einfach nur nachtblind?

»Darf ich dich was fragen?«, rutschte es mir plötzlich heraus. »Nur damit wir uns richtig verstehen: Du bist schwul, oder?«

»Seelisch total mutterfixiert, aber körperlich stehe ich auf Männer, ja.«

Erleichtert nahm ich Atarus Hand.

* Geb. 1929 in Matsumoto. Bekannte Avantgarde-Künstlerin und Schriftstellerin der Nachkriegszeit. Ihr Markenzeichen sind leuchtend farbige Punkte, weshalb sie auch »Prinzessin der Punkte« genannt wird. (A. d. Ü.)

»Bin ich froh. Wär's anders gewesen, hätte unser Zusammenleben kompliziert werden können.«

»Im Moment hab ich keinen festen Freund.«

»Und ich habe gerade das Bedürfnis, die warme Hand von jemandem zu spüren. Ich hab mich so danach gesehnt.«

Seine Hand war kleiner, als ich gedacht hatte. Yōichis Hände waren natürlich viel größer gewesen. Diese kräftigen, aber doch geschmeidigen Hände, die es gewohnt waren, mit Eisen zu arbeiten. Wie lange hatte ich mich nicht mehr daran erinnert!

Ein überwältigendes Gefühl packte mich. Der klare Sternenhimmel kam nah und näher. Ja! So hatte es sich angefühlt, Hand in Hand zu gehen. Die Landschaft ergriff nicht nur einen allein, sondern man fühlte durch sie Verbundenheit, Geborgenheit … Was vor nicht allzu langer Zeit noch eine Selbstverständlichkeit gewesen war, erwachte auf einmal zu neuem Leben in mir.

Atarus Mutterspleen, seine freimütige Art und Weise, sich mitzuteilen, waren nicht unangenehm. Im Gegenteil. Wenn er so offen und ehrlich ist, können wir zwei vielleicht gute Freunde werden, dachte ich und merkte, wie sich in meinem Herzen etwas regte.

In das Zimmer einer Geistermama einziehen und

den leicht verrückten Sohn kennenlernen, der ihr jeden Tag Blumen und Wasser darreichte – passte das nicht perfekt zu mir selbst?

*

Shingaki war an dem Abend viel höflicher und galanter als sonst; wohl weil ich nicht allein gekommen war.

Er spendierte uns einen Drink. Die Geistererscheinung am Rand der Theke zeigte sich nicht.

Endlich eine eigene kleine Wohnung … Ich fühlte mich wie befreit, und an diesem ersten Abend nach dem Umzug schmeckten die Häppchen besonders gut.

Ich war voller Erwartung und genoss das Gefühl, nicht zu wissen, wie mein neues Leben aussehen würde.

Auch wenn ich in meiner gewohnten Bar saß – allein schon die Tatsache, dass ich auf einem anderen Weg und in Begleitung hergekommen war, verwandelte sie in einen neuen, verheißungsvollen Ort.

Und auf einmal sah ich sie wieder vage vor mir, jene Regenbogenwelt.

Eine wundersame, schöne Welt wie Gelee, wo nur ein Hauch Leben und Tod trennte. Die Zeit, die ich dort verbracht hatte, verschmolz mit der Jetztzeit, die eine Hälfte meiner Seele war noch immer am Fuß des Regenbogens, auf Opas Motorrad, und atmete die Luft jener Welt. Mein Kopf war halb in ein himmlisch-schönes Meer getaucht. Und so sah ich oben und unten gleichzeitig, in steter Verbundenheit mit jener anderen Regenbogenwelt.

Mein früheres Ich erschien mir wie eine fremde Person, mit der ich mich ab und zu unterhielt: Für Yōichi hast du die Augenbrauen immer schön nachgezogen. Und die Beine beim Sitzen am Boden schön geschlossen gehalten, obwohl der Schneidersitz eigentlich bequemer gewesen wäre, weißt du noch? Du sahst entzückend aus, hast dir richtig Mühe gegeben!

Es gibt viele Menschen, die sich nach einer radikalen Änderung sehnen, aber nur wenige, die ihr wahres Wesen begreifen. Bei mir war es auch so. Ich träumte davon, viel, viel stärker zu sein. Doch Änderung bedeutet, dass die Zeit gewaltsam zerrissen wird. Eine Person, die eben noch da war, ist plötzlich nicht mehr da. Dinge, die man eben noch hatte, sind auf einmal verschwunden. Außer der eigenen Existenz im Hier und Jetzt ist nichts mehr gewiss. Um zu trauern, fehlt der Boden unter den Füßen, der einem Halt geben würde. Um in Erinnerungen zu versinken, fehlt einem das frühere

Ich, das man nicht mehr ist. Aber was ist man denn geworden? Man weiß es nicht, weil das, was geschehen ist, willkürlich und sinnlos erscheint.

»Kyōto ist schon was Besonderes«, murmelte ich leise vor mich hin. Wir saßen an der Theke und tranken Awamori. »Das frische, kräftige Grün des Frühsommers ... Diesen Monat kann ich es wieder genießen, auch wenn viel Arbeit auf mich wartet.«

Die Vorfreude pochte in mir.

Ich stellte mir vor, wie ich allein mit dem Shinkansen nach Kyōto fahren und vor dem Bahnhof in den Bus steigen würde, der mich am Kyōto Tower vorbei zu seinem Atelier bringt ... Eigentlich eine traurige Reise. Doch obwohl ich mich fühlte, als würde ich auf dem Grund eines tiefen Sees leben, war ich innerlich erregt; denn ich wusste: Je länger ich Kyōtos einzigartige Landschaft auf mich wirken ließ, desto durchlässiger wurde meine Trauer für das langsam erwachende Glück.

In Tōkyō war Traurigkeit einfach nur Traurigkeit. Es musste daran liegen, dass hier die Natur fehlte, die die Seele beleben und erfrischen konnte.

»Wenn dir Kyōto so gut gefällt, warum bleibst du denn nicht da?«, sagte Ataru. »Du hast doch dort ein Zuhause?«

»Gefühlsmäßig konnte ich das damals nicht. Dann hatte ich die Operation, musste während der

Reha immer wieder ins Krankenhaus … Ich war gezwungen, bei meinen Eltern zu wohnen. Jetzt bin ich zwar weggezogen, aber warum nicht nach Kyōto – tja, das weiß ich selber nicht. Wie auch immer, ich muss das Atelier sowieso aufgeben und habe dann keinen Grund mehr, in Kyōto zu sein. Schade, aber …«

Shingaki hörte schweigend zu. Wenn sich ab und zu unsere Blicke trafen, lächelte er. Es war das lebendige Lächeln eines lebendigen Menschen aus Fleisch und Blut.

Plötzlich merkte ich, dass ich schon meinen dritten Awamori getrunken hatte. Mir war etwas schwindelig. Ich hakte mich bei Ataru unter, und wir machten uns auf den Heimweg. Wie ein Studentenpärchen, das in die gemeinsame Bude zurückkehrte.

Wenn ich angesäuselt war, verschwamm die Grenze zwischen Geistern und normalen Menschen. Leute, die auf Straßen und Plätzen herumstreunten, waren bei genauerem Hinsehen ein wenig durchsichtig, Spuren ihrer seelischen Verwundungen wurden sichtbar. Anders als in nüchternem Zustand empfand ich das nicht als beklemmend oder bedrohlich. Deshalb trank ich ja jeden Tag.

»Der Barmann ist ganz schön verknallt in dich, Sayochan«, sagte Ataru.

»Ach was!«, sagte ich.

»So wenig dir jetzt vielleicht daran liegt – eine große Liebe hattest du schon, oder?«, fragte Ataru und schaute mich eindringlich an.

»Sicher, ja, aber es war echt nur dieses eine Mal. Und ich bin auch nicht mehr dieselbe wie früher.«

»So schnell gibt sich das Leben nicht geschlagen. Ich glaube jedenfalls, du bist auf einem guten Weg.«

Ich blickte zu Boden. Der Asphalt schien zu funkeln. Du bist auf einem guten Weg – schön gesagt, aber …

»Ich finde aber, es ist gut so, wie es jetzt ist!«

Unwillkürlich musste ich lachen.

Immer wenn ich etwas in der Art sagte und meine Dankbarkeit zum Ausdruck bringen wollte, machten die Leute um mich herum ein bekümmertes Gesicht, als dächten sie, klar, sie muss halt das Positive sehen, oder sie fingen an, mir zu erzählen, dass das typisch sei für Menschen mit einer Nahtoderfahrung. Aber es war ganz anders. Diese eigenartige Zufriedenheit, die fast an Glück grenzte, existierte in mir völlig losgelöst vom Gefühl des Verlusts und der Trauer.

Ataru sagte ruhig: »Ja, es ist gut. Wir beide, hier und jetzt auf diesem Weg.« Ich spürte, es kam von Herzen, er wollte mir damit nicht einfach einen

Gefallen tun. Er verstand mich, empfand genau wie ich.

»Wenn du im Innersten verletzt wirst, ich meine, auch körperlich, dann schwächt dich das enorm. Es fehlt dir an Kraft und Energie. Deshalb führe ich ein stilles, unauffälliges Leben. Aber so sehe ich Dinge, die ich vorher nicht gesehen habe, und bin dankbar für vieles, was mir früher selbstverständlich schien. Ich möchte weiterhin so leben wie jetzt, auch meinem Körper zuliebe. So lange, bis er die Schmerzen vergessen hat, die er erdulden musste.

»Er wird vergessen. Ich bin sicher, er tut für dich, was er kann«, sagte Ataru in einem Ton, als kennten wir uns schon seit Jahren, als wäre mein Körper ein altvertrauter Freund.

»Wie auch immer – wie findest du ihn, den Barmann?«

»Du bist aber neugierig …«

»Ist doch nix dabei. Und sind wir jetzt nicht Zimmernachbarn?«

»Schon, aber … Na gut. Ehrlich gesagt, Männer, die in Kneipen oder Bars arbeiten, sind nichts für mich. Auch wegen der Arbeitszeiten. Und immer der Alkohol, die Frauen in der Nähe …«

»Dann stehen die Chancen wohl eher schlecht.«

Während wir so plaudernd nebeneinanderher

gingen, fühlte ich mich wunderbar frei. Und wie froh war ich, spätnachts nach Hause kommen zu können, ohne dass mich die Eltern verstohlen und argwöhnisch dabei beobachteten, weil sie sich um die Zukunft ihrer komischen Tochter sorgten.

Ich konnte ihnen einfach nicht sagen, warum ich mich verändert hatte. Und dass ich Geister sah. Wie hätte ich ihnen das erklären sollen? Ich stellte mir vor, wie sie mich ratlos und mitleidig anstarrten, und wurde traurig. Ich musste alleine versuchen, mit meiner Situation klarzukommen.

Mama, Papa! Was soll ich tun? Mit mir ist was Eigenartiges geschehen … Wenn ich doch nur wieder ein Kind sein könnte!

In Gedanken kroch ich weinend zu den beiden ins Bett und schmiegte mich an sie. Mitten in der Nacht, im fahlen Licht des still atmenden Zimmers. Draußen vor dem Fenster die Silhouette des Baumes, der schon seit meiner Kindheit groß und majestätisch im Garten steht. Die Eltern nehmen mich in die Arme, genau wie früher. Geborgen in ihrer Wärme, umhüllt von ihrem vertrauten Geruch, möchte ich einschlummern, am liebsten für immer.

In Wirklichkeit tat ich das natürlich nicht. Wenn ich dieser Versuchung erlegen wäre, hätte ich nicht mehr aus eigener Kraft am Leben bleiben können.

Sanft schmeichelnder Wind der Freiheit … Saftiges, würziges Grün … Ich fühlte mich zwar etwas verloren, wie ein junger Mensch, der gerade erwachsen geworden ist, aber wenn man der Wahrheit auch nur ein kleines bisschen näher kommt, erscheint ringsherum alles hell und klar, und freudige Erwartung erfüllt das Herz.

Als wir zurückkamen und ich zum Fenster hochschaute, war Mutter Sazanka da. Sie lächelte.

Dieses glückliche Lächeln … Schade, dass Ataru sie nicht sehen kann, dachte ich gerührt, während ich ihr zuwinkte. Da hob auch Ataru seine Hand und winkte.

Es tat weh, mir vorzustellen, wie er sich dabei fühlte.

Als könnte er meine Gedanken lesen, sagte er: »Ach, so gern hätte ich mich zu Hause oder auch im Krankenhaus um sie gekümmert. Alles hätte ich für sie getan. Aber es war mir nicht vergönnt, das zu tun, solange sie noch körperlich da war.«

In seinem Körper wohnt man ein Leben lang. Aber mit welchen Freuden das doch auch verbunden war! Ein leeres Zimmer mit Blumen zu schmücken und Räucherstäbchen anzuzünden war vielleicht nicht so anstrengend, dafür aber wesentlich trauriger.

»Wenn ich das sage, kommen mir alle mit irgendwelchen Sprüchen. Sie mögen gutgemeint sein, aber es wäre doch schön gewesen, wenn sie länger gelebt hätte. Es ist traurig, sich um einen Menschen erst zu kümmern, wenn er tot ist.«

Ich nickte nur.

Dass Shingaki sich in mich verguckt haben könnte, war mir nicht entgangen, aber ich wollte mich darauf nicht einlassen.

Sich verabreden, zusammen etwas trinken gehen, spüren, wie es knistert – all das ließ gewisse Erinnerungen aufkommen, und ich war fest entschlossen, diese Dinge für lange Zeit aus meinem Leben zu verbannen. Ich wollte meine Ruhe haben, und falls es doch einmal knisterte – na, dann soll es eben knistern, wenn es denn dabei bleibt, dachte ich fest entschlossen. So einfach wurde es der Frau, die sich mit allen Kräften vor dem Leben zierte, aber nicht gemacht.

*

»Was für ein Lärm! Da kann man doch nicht schlafen!«

Meine eigene Stimme riss mich aus dem unruhigen Schlaf.

Niemand schien auf mich zu hören. Der Rabatz im Haus ließ kein bisschen nach. Ein Durcheinander von Stimmen und Geräuschen wie an einem verregneten Sonntagnachmittag, wenn alle drinnen bleiben und ihre Freunde zusammentrommeln, um sich zu amüsieren.

»Mist!«, flüsterte ich.

Hier musste eine Art Durchschlupf sein in die andere Welt. Wohl deswegen strich auch diese Mutter hier herum. Anders konnte ich mir den Krach nicht erklären.

»Hast du was gesagt?«, tönte es aus dem Nachbarzimmer. Es war Ataru.

»So laut hier! Ich kann nicht schlafen«, antwortete ich.

»Man gewöhnt sich dran«, sagte Ataru, als wäre nichts dabei.

Ich öffnete die Tür.

»Unmöglich, das kann nichts Gutes bedeuten. Wo bin ich denn hier … In einem Gespensternest?!«

Kaum hatten wir angefangen zu reden, verstummten die Stimmen und Geräusche. Genau wie bei Kakerlaken oder Mäusen.

»Ich sage nicht: Ist doch schön, wenn Mutter noch ein bisschen herumgeistern und vom Leben träumen möchte … Aber weißt du, dieses Haus wird bald abgerissen. So lange sollten wir sie machen lassen. Wer bestimmt denn, wann es Zeit ist zu gehen? Warum denken alle, je schneller, desto besser? Für das Zeitgefühl da oben ist zwischen einem Jahr oder zehn Jahren kein großer Unterschied.«

»Du hast wohl recht.« Ich verstand nur zu gut, was er meinte. Die Hinterbliebenen mochten sich zwar wünschen, dass ein Verstorbener bald ins Paradies eingeht oder noch eine Weile in der Nähe bleibt. In Wahrheit aber war es eine viel größere Kraft, die über den Kreislauf von Leben und Tod bestimmte.

»Na gut, ich versuche, mich daran zu gewöhnen. Da ich nun schon hier eingezogen bin«, meinte ich.

»Dann gute Nacht!«, sagte Ataru.

Als ich die Tür schloss und mich ins Bett legte, begann es wieder zu rumoren. Nicht, dass ich Angst gehabt hätte; vielmehr machte ich mir Sorgen um meinen eigenen Geisteszustand und fragte mich, ob ich nicht vielleicht einen Sprung in der Schüssel hatte. Und dazu noch mit einem verrückten Kerl in einem verrückten Haus wohnte. Aber seltsam: Meine Verstörung fühlte sich irgendwie normal an. Ich hatte keine Angst. Wird schon werden, sagte ich mir. Geh, so weit du gehen kannst. Du lebst, dein Herz schlägt, du atmest … Schon lange hatte ich das körperliche Dasein nicht mehr so elementar wahrgenommen wie in dieser Nacht.

*

Zwischen Schlafen und Wachen erschien mir auf einmal Mutter Sazankas Gestalt.

Langes Haar. Eine reizende, sanfte, natürlich wirkende Frau in schlichten Baumwollkleidern. Sie machte ihr einfaches Zimmer sauber, kochte sich etwas Kleines, aß es mit großem Appetit, spülte das Geschirr – wie im normalen Alltag. Und hingebungsvoll liebte sie ihren Freund, dem sie innerlich lebenslange Treue geschworen hatte.

Ich hatte sie bisher fast immer nur lächeln sehen. Was für ein hübsches Gesicht! Nichts daran war besonders auffällig, und doch merkte man bei genauerem Betrachten, wie alles miteinander harmonierte; ein Spiegel ihres Herzens, in dem es wohl auch so friedlich und freundlich aussah.

Von lila, pink und blau schimmernden Farben umgeben, stand sie da. Kein Wunder – ein Mensch mit anmutigem Herzen sucht sich nach dem Tod einen anmutigen Ort, dachte ich halb entrückt, und während mir plötzlich einfiel, dass ich ja noch immer nicht wusste, was Ataru eigentlich arbeitete, sank ich tiefer und tiefer in den Schlaf. Und von wem begann ich da zu träumen, zum ersten Mal, seit er gestorben war?

In seinem Atelier skizzierte Yōichi, so wie nur er es konnte, einen Entwurf für sein nächstes großes Werk. Ich betrachtete wie früher seinen hünenhaften Körper, seine kräftigen, rauhen, aber feinfühligen Finger, wie sie über das Papier huschten, sein wirres Haar.

Dass ich dort bei ihm war, wunderte mich ein wenig.

Yōichi wandte sich um. Mit klaren, leuchtenden Augen sah er mich an.

»Habe ich nicht immer gesagt, dass es keine gute Idee ist, mit den Eisenstangen im Auto herumzufahren?«, sagte ich und hätte mich am liebsten gleich darauf geohrfeigt: Da siehst du ihn zum ersten Mal im Traum, und obwohl du sicher viel zu erzählen hättest, fängst du damit an?

Bevor er sagte, es tue ihm leid, machte er dieses mir so vertraute Gesicht ... Hinter ihm das Fenster, in dem sich die Landschaft von Kyōto ausbreitete: das Licht, das üppige Grün, die zum Greifen nahen Berge. Wer diese Landschaft um sich hat, dachte ich, der ist gerettet. Braucht sich vor nichts mehr auf der Welt zu fürchten.

Dann fiel ich, schwer wie ein Stein, in einen tiefen Schlaf.

Doch wie kam es, dass ich im Traum wegen der Eisenstangen so wütend gewesen war und mich zugleich ein Gefühl großer Dankbarkeit erfüllt hatte, weil ich ihn unerwartet wiedersehen durfte? Aus meinem Innersten sprudelten Gefühle klar und rein wie Kohlensäurebläschen, und mir war, als verginge die ganze Traurigkeit, die Herz, Blick und Verstand getrübt hatte.

Am nächsten Morgen, als mich die Sonne weckte, kam ich ins Grübeln. Waren das nicht alles nur Andeutungen gewesen? Ich wusste kaum mehr als zuvor. Wir hatten nicht mal richtig miteinander gesprochen. Obwohl es *die* Gelegenheit gewesen wäre … Tja, dann war es eben so. Gerade weil die Ungewissheit sich nun mal nicht beseitigen ließ, blieb mir nichts anderes übrig, als mit dem Gefühl zu leben, dass sich die Teile des Puzzles vielleicht niemals zu einem tröstlichen Ganzen fügen würden.

*

Durch einen sonderbaren Zufall erfuhr ich von Atarus Arbeit.

Es war der dritte Tag seit meinem Einzug. Am Abend genehmigte ich mir in Shingakis Bar wie immer ein paar Drinks.

Auch in der vorangegangenen Nacht hatte es gelärmt. Ich spürte allmählich meinen Schlafmangel. Aber weder Mutter Sazanka noch Yōichi waren mir erschienen. Der angebrochene Traum schwebte noch immer im Raum, er glänzte und glitzerte wie ein Glassplitter. Es fühlte sich an, als würde meine Seele Kraft daraus schöpfen. Offenbar hatte ich mit dem, was hier geschah, bereits meinen Frieden gemacht, so wie jemand, der neben einer Schnellstraße wohnt und sich irgendwann mit dem Lärm der Autos abfindet.

Dass ich in dieser Welt mein vergangenes Ich wohl nie wiederfinden würde, stand für mich fest. Es machte mir aber nichts mehr aus.

Ich ging zu meinen Eltern, um Kleider zu holen, und auf dem Rückweg in die Bar.

»Willst du etwa verreisen?«, sagte Shingaki, als er mein Gepäck sah.

»Nur nach Kyōto. Ich war bei den Eltern, hab ein paar Sachen geholt, die ich noch brauche. Einen ganzen Berg!« Ich lachte.

»Der Mann neulich, war das dein Freund?«, fragte er, als er mein erstes Orion-Bier* über die Theke schob.

»Er sagt, er sei schwul.«

Shingaki fing plötzlich an zu weinen.

* Japanisches Bier aus Okinawa (A. d. Ü.)

Überrascht starrte ich ihn an, mir war, als liefe die Szene in Zeitlupe ab.

Nach einer Weile wischte er sich die Tränen mit dem Handrücken weg. So wie Tiere sich manchmal die Augen reiben. Zum Knuddeln süß.

»Was ist denn los heute«, sagte er. »Tut mir leid, ich bin wohl etwas übermüdet.«

Diese großen Augen, die den Menschen aus Okinawa eigen sind, und die Tränen … Seltsam, aber das genügte schon, dass ich tief gerührt, nein, berührt war. Zum ersten Mal seit dem Unfall.

Es war zwar nicht Liebe, aber das Gefühl eines tiefen Vertrauens.

Ich wollte die Distanz nicht verringern und wusste doch zugleich: So wie bisher würde es wohl kaum weitergehen.

Besonders beeindruckend fand ich, dass er zwar nachts arbeitete, sich von den schmutzigen Dingen der Nacht aber nicht besudeln ließ. Er mochte seine Bar, weil es ihm Spaß machte, allerlei Leute kennenzulernen. Das Trinken an und für sich interessierte ihn jedoch kaum. Diese klare, entschiedene Haltung gefiel mir.

»Wenn ich mich nicht täusche, hatte der Typ mal einen Laden in Sangenjaya. Aber ob er immer noch da arbeitet?«, meinte Shingaki, während er sich mit einem Handtuch kräftig das Gesicht rieb.

»Was?! Das wusste ich nicht«, sagte ich.

»Eine recht bekannte Bar irgendwo auf einem Dach. So was wie ein Gewächshaus voller Pflanzen … Die müsste eigentlich immer noch existieren. Ich hab darüber gelesen und war auch selber mal da. Ich bin sicher, das war er.«

Ob ein derart müßig und verschlafen wirkender Mensch wie mein Zimmernachbar imstande war, einen eigenen Betrieb zu führen? Ich konnte es mir beim besten Willen nicht vorstellen. Er ging abends spät zu Bett, stand morgens spät auf, hielt das Zimmer seiner Mutter sauber, kümmerte sich um die Blumen, ging hin und wieder weg, um etwas zu erledigen … War etwa diese Bar der Grund seiner Abwesenheit?

Äußerlich mochte ich vielleicht gelassen und entspannt wirken; in Wahrheit aber fühlte ich mich durch all die Vorkommnisse der letzten Zeit, die Bewegung in mein Leben brachten, innerlich ganz schön verunsichert.

*

Ich ging in mein Zimmer zurück, warf die Säcke mit den Kleidern auf den Boden und öffnete das Fenster.

Was für ein Gefühl, in den eigenen vier Wänden

nach Lust und Laune seine Klamotten auszubreiten ... Eine kleine, unscheinbare Freiheit, aber von nicht zu unterschätzender Bedeutung.

Ich erinnerte mich an die Worte einer jungen Frau, die lange mit ihrem Freund zusammengelebt und sich dann von ihm getrennt hatte. Sie sagte, irgendwann habe sie sich danach gesehnt, mal wieder eine Tasse zu kaufen, die nur ihr gefiel, und die Tasse da hinzustellen, wo sie es wollte.

Als ich das hörte, dachte ich, wie bitte? Wegen so was setzt die ihre Beziehung aufs Spiel?! Jetzt konnte ich verstehen, was sie damit meinte.

Dass ich ein Elternhaus hatte und Vater und Mutter sich aufopferungsvoll um ihr Kind in Not kümmerten, war ein großes Glück. Wer nur einmal im Leben erfahren hat, was es bedeutet, plötzlich vor dem Abgrund zu stehen, der kann nicht dankbar genug sein für die bedingungslose Hilfe, die offenen Arme, die einen retten. Wäre ich nach dem Unfall allein gewesen – wer weiß, ob ich jetzt noch leben würde.

Das empfand ich tief in meinem Herzen, und dennoch hatte ich das Bedürfnis nach einem eigenen Platz im Leben, nur für mich allein.

Überraschend hatte ich ihn nun gefunden – und konnte es noch gar nicht recht glauben.

Das Haus lag an einer ganz normalen Straße,

tagsüber fuhren Autos vorbei und eilten Passanten dahin. Nachts leuchteten fahl die Straßenlampen, und weiter entfernt hörte man ab und zu ein Auto.

Das benachbarte Apartmenthaus war so dicht an meine »Villa« herangebaut, dass sich vor dem seitlichen Fenster meines Zimmers eine Wand befand. Neugierig streckte ich den Kopf hinaus. Schräg gegenüber war ein Fenster. Von dort hörte ich winselnde Schreie, wie von einer Katze. Unwillkürlich dachte ich, jetzt hat dich die Geisterwelt wieder. Ich lauschte mit angehaltenem Atem. Es waren aber nur die Laute eines Paares, das sich miteinander vergnügte. Ob in Wirklichkeit oder in einem Porno, wusste ich nicht. Eine Frau stöhnte und keuchte heftig. Gedankenverloren hörte ich dem Treiben zu und fühlte mich auf einmal einsam. Nicht nur mein inneres Sträuben gegen zu viel körperliche Nähe – auch dass die Schreie keinerlei Lust weckten, ließ mir meine Verlassenheit umso deutlicher bewusst werden.

Nachts allein am Fenster zu stehen und ins Dunkel hinauszustarren – wie traurig ist das denn?, flüsterte ich vor mich hin.

Die Traurigkeit schien geradezu physisch in mich einzudringen.

Doch sie fühlte sich anders an als sonst. Zwar hatte ich den wichtigsten Menschen verloren; aber nicht, weil er meiner überdrüssig geworden war. Meine Eltern liebten mich. Auf dem Weg in jene andere Welt war ich Opa und auch meinem treuherzigen Hund wiederbegegnet. Und nicht zuletzt hatte ich neue Freundschaften geknüpft – bisher zwar nur drei, und eine davon mit einem Geist! Während ich das alles Revue passieren ließ, dachte ich: Ist doch gar nicht so übel, und mir wurde warm ums Herz.

In einem Anflug von Zuversicht, wenn nicht gar Heiterkeit, hatte ich plötzlich das Gefühl, dass mein Wille zu leben ungebrochen war und ich den Menschen in der Welt vielleicht etwas zurückgeben konnte.

Yōichis Freunde und Assistenten von der Kunsthochschule lebten alle in Kyōto. Auch ich hatte mich mit ihnen gut verstanden, während ich mit meinen Freunden hier in Tōkyō kaum noch Kontakt hatte. Durch die Verletzung am Kopf schien ich für sie ein anderer Mensch geworden zu sein, der sich an alles, was früher gewesen war, nicht mehr erinnern konnte. Ihre Verlegenheit verunsicherte mich und führte dazu, dass wir uns gegenseitig mieden. Daher war Shingaki lange die einzige wichtige Bezugsperson gewesen, doch das begann sich jetzt zu ändern. Die Dinge sind im Fluss, nichts bleibt, wie es ist, sagte ich mir und merkte, wie mich der Gedanke beruhigte und das anhaltende Winseln und Stöhnen der Frau auf einmal wie liebliche Hintergrundmusik in meinen Ohren klang – obwohl ich mich doch gerade noch gefühlt hatte, als wäre ich in ein tiefes, schwarzes Loch gefallen, als hätte die Ekstase der Frau alles, auch mich, in sich aufgesaugt und zum Verschwinden gebracht.

Aber ich war mir ziemlich sicher: Nach dem Sex würde sie wohlig entspannt einen Tee oder ein Glas Wein trinken und bald darauf schnarchend im Bett liegen. Die Menschen sind alle gleich, dachte ich. Was für ein liebenswürdiges, sympathisches Wesen!

Der Tod nimmt nicht mit dem Alter zu. Er ist immer bei dir, ganz nah. Nur das Denken an den Tod nimmt zu und nagt an der Illusion, vor dem Unausweichlichen noch eine Weile sicher zu sein.

In dem Moment, als mir bewusst wurde, dass es auch für mich kein Entkommen gab, dass ich weder entkommen konnte noch wollte, verstand ich zum ersten Mal den Sinn jener Worte: Du hast den Nabel verloren. Die Vertrautheit mit dem Tod ähnelt stark dem Gefühl, das dich nachts in einer Herberge überfällt, am Ziel deiner Reise, mutterseelenallein, und du hast vergessen, woher du eigentlich gekommen bist.

*

Mit ausgestreckten Beinen auf den Tatami sitzend, knabberte ich an einem Knoblauchbrot und einer Gurke – mein Abendessen.

Ich genoss jeden Moment meines neuen Daseins. Bei den Eltern zu Hause hatte ich mich einigermaßen angepasst, aber hier konnte ich tun und lassen, was ich wollte. Wenn ich meinen Laptop aufklappte, im Internet surfte und nebenbei etwas aß, war da keiner, der mir einen vorwurfsvollen Blick zuwarf.

Tatsächlich fand ich im Netz Atarus Tropenbar. Sie hieß Sazanka. Er hatte sie offenbar auf dem Dach seines Elternhauses eingerichtet. Auf einem Foto erkannte ich Ataru. In einem schummerigen Dschungel aus Bananenstauden, Kakteen und Orchideen stand er hinter der Theke.

Nach dem Tod der Mutter verschwand sein Name schlagartig. Sazanka existierte zwar immer noch, allerdings schien jetzt jemand anders das Lokal zu führen, eine Person namens Kitakaze Saihō. Und nur an Wochenenden, wie es hieß. Das musste seine Schwester sein.

Schläfrig geworden, ließ ich mich nach hinten fallen, zog das Sitzkissen über meinen Bauch und schloss die Augen. Schon zu Hause hatte ich meinen eigenen, verrückten Rhythmus gehabt, aber überhaupt nicht daran zu denken, wann, wo und wie ich schlafe, fühlte sich jetzt noch stimmiger an; an diesem seltsamen Ort, wo mein Schlaf eher einem Dämmern glich und mich seltsame Träume heimsuchten.

Drückende Nachtluft, gesättigt mit den Wünschen und Gebeten der toten Seelen … Würden alle Lebenden ein wenig helfen, sie zu tragen, wäre es leichter, sie zu ertragen, dachte ich. Wenn wir eines Tages sterben, möchten wir doch auch, dass wir von den Menschen um uns ein wenig getragen werden. Einfach nur leben und irgendwann sterben, so wie alle irdischen Geschöpfe es tun – damit war ich zufrieden. Ich brauchte keine großen Träume.

Halb wachend, halb schlafend, flogen meine Gedanken umher, und plötzlich erschien mir wieder Mutter Sazanka im Traum.

Sie saß am Boden, die Beine ausgestreckt. Die Sohlen der Strümpfe waren gräulich, die Haut an den Knien runzelig. Sie sah weder puppenhaft schön noch wie ein gruseliges Gespenst aus; vielmehr wirkte sie wie eine Frau mitten im Leben, mit Charme und kleinen unvermeidlichen Makeln.

Ich sagte etwas zu ihr, aber wie es in Träumen so ist, blieb alles vage. Wahrscheinlich dachte ich nur darüber nach, was Leben und Tod voneinander trennt, wo die Grenze war. Es gab sie. Im Himmel, in der Hölle und auch im Traum.

Dann träumte ich von Kyōto.

Wer in Kyōto geboren und aufgewachsen ist, nimmt es vielleicht gar nicht so wahr, doch manche Orte der Stadt waren wie ein Traum. Orte im Verborgenen, wo man nicht mehr wusste, ob es Tag war oder Nacht, wo einen Licht und Dunkel in vollkommener Harmonie umfingen. Das war es, was Kyōto seine unvergleichliche, geheimnisvolle Schönheit verlieh.

So wie von den Straßen und Häusern aus stets das satte Grün der Berge zu sehen war, so sah ich hinter Yōichi, egal, ob er mir das Profil zeigte oder den Rücken zuwandte, stets die Stadt. Kyōto. Die Zeit, die wir zusammen verbrachten, war Kyōto-Zeit. Jene Stelle im Norden, wo sich der Kamo auf einmal weit öffnet … Die mit dem Fluss still ins Geäder der Stadt kriechende Abenddämmerung … Wenn das goldene Licht alles durchflutete, kam ein weiterer Tag zu seinem krönenden Abschluss. Kyōto war gesegnet mit Natur, mit Wäldern ringsherum, die der Regen tränkte und nährte. Aber es war auch ein Ort, wo man jederzeit ums Leben kommen konnte. Ein schauriger, furchterregender Ort.

Sicher stimmte an jenem Tag auf unheilvolle Weise seine eigene Zeit mit der Zeit dieses einen Ortes überein, der ihn urplötzlich und mit aller Gewalt in den Tod riss. Nicht losgelöst, sondern im machtvollen Rhythmus der Natur rückt einem die Zeit auf den Leib.

In meinem Kopf packte ich unzählige Male meine Sachen, in meinen Träumen fuhr ich unzählige Male zum Bahnhof.

Auch Opas Stimme vernahm ich, von weit her.

Mein Opa, der früher einmal in den Bergen Kaliforniens in einer Hippiekommune gelebt hatte, wurde gern von Unis oder gemeinnützigen Organisationen eingeladen, um bei irgendwelchen Veranstaltungen aus seinem Leben als Hippie zu erzählen. Im Traum tat er dies mit der gleichen hellen, lebendigen Stimme wie immer.

»Du kennst doch Homöopathie, Schutzimpfungen und dergleichen. Genauso verhält sich auch dein Instinkt, Sayo. Der hat nämlich erkannt, dass das Leben gefährlich ist und es dir hilft, wenn sich Dies- und Jenseits leicht vermischen. Das erklärt deinen momentanen Zustand. Aber wenn deine Wunden verheilt sind, wird die Welt, in der du lebst, dich wieder ganz zurückerobern. Dann wirst du – da bin ich mir sicher – mit einem Gefühl tiefer Dankbarkeit an diese seltsame Zwischenzeit zurückdenken, und sie wird dich ein Leben lang stützen und stärken. Sei also froh über das einzigartige Glück, das dir jetzt vergönnt ist, Sayo. Genieße es, so lange du kannst!«

»Opa! Opa!«, widersprach ich energisch. »Die Wunden in meinem Körper sind aber schon längst verheilt!«

»Wenn der Körper ein Loch bekommt, öffnet sich auch in der für die Augen unsichtbaren Körperhülle ein Loch. Und manchmal kommt es eben vor, dass dieses Loch mehr Zeit braucht, um sich wieder zu schließen«, sagte Opa. »Verunsicherung, diffuse Ängste sind typisch für Leute, die am Bauch verletzt worden sind. Lies mal die späten Werke von Natsume Sōseki. Da bekommt man den Eindruck, als würde das Unwohlsein, das der Schriftsteller empfindet, ihn von außen her bedrängen; in Wahrheit nistet es im Körper, in den Organen und Eingeweiden. Na ja, Innen und Außen sind letztlich eins. Der irdische Mensch lässt sich leicht durcheinanderbringen. Das merkst du, sobald du nicht mehr in deinem Körper steckst.«

Ich pflichtete ihm vage bei, dann änderte sich die Szene. Ich saß, wie früher mal, mit meinem Opa im Garten am Feuer. Es war Nacht.

Unsere Gesichter leuchteten goldgelb im Feuerschein, wie mariniertes gebratenes Schweinefleisch. Es knisterte und knackte, als loderte da die ewige Liebe. Wild züngelte das Feuer und formte dabei allerlei Verheißungen, die sich im nächsten Augenblick wieder verflüchtigten. Voller Vorfreude wartete ich darauf, dass die Süßkartoffeln in der Glut bald weich würden, aber zugleich hatte ich das Gefühl, dass es mir gar nicht um diese süßen Kartoffeln ging. Ich wartete auf das Ausgehen des Feuers. Ich eilte in Gedanken voraus, wollte wissen: Wie erlischt es? Und hört man die Geräusche der Natur plötzlich wieder, wenn nur noch Dunkelheit ist?

»Ein Feuer entsteht aus dem Nichts, lodert auf und verglüht«, sagte Opa. »Zurück bleiben verkohlte Reste und Asche. Das ist der Lauf der Dinge. Alles hat seine Zeit, braucht seine Zeit. Daran solltest du immer denken. Wenn du zu weit nach vorne schaust, stolperst du. Verweile lieber im Moment, und geh Schritt für Schritt deinen Weg.«

*

»Möchtest du einen Kaffee?«, hörte ich durch die Tür Atarus Stimme, sie riss mich jäh aus dem Schlaf.

»Das klingt ja, als würdest du mir ins Ohr brüllen«, sagte ich.

»Die Wände hier sind aus Pappe.« Ataru lachte.

Der Geruch nach frischem Kaffee drang durch die Türritzen und umschmeichelte meine Nase.

»Danke, sehr gern!«

Ich öffnete liegend die Tür und blickte zu ihm hoch. Er hielt eine Kaffeekanne in der Hand.

»In diesem Haus ist ganz schön was los ... Ein Lärmen, dass man kaum schlafen kann!«

Wie jemand, der durch Schlafmangel euphorisiert ist oder sich einbildet, immer weiterzuträumen, fühlte ich mich von einem federleichten Glück erfüllt. Im pulsierenden Licht der Morgensonne schien sich alles um mich herum zu rühren.

»Schon gut so, das gehört zu dieser Phase. Immer schwächer und noch schwächer werden, und im letzten Moment ein Neustart. Darauf kommt es an – ob es dir gelingt oder nicht. Wenn ja, wirst du stärker sein als je zuvor. Ich hab es auch geschafft, oder?« Er lachte.

»Auf so ein Experiment möchte ich lieber verzichten. Zu riskant.« Ich richtete mich auf.

Ataru hatte zwei Tassen mitgebracht, sie baumelten an einem Finger seiner freien Hand. Er setzte sich auf die Tatami. Dann schlürften wir unseren Kaffee und nagten am krümeligen Rest des Knoblauchbrots vom Vortag. Wo man auch ist, das Morgenlicht ergießt sich immer gleich schön über die Landschaft, wäscht mit gleißender Wucht alles weg und befördert es ins Gestern. Wunderbar, dachte ich. Solange ich lebe, wird Tag für Tag ein neuer Morgen beginnen – was für ein traumhaftes

Prinzip! Der Mensch konnte sich noch so großartige Dinge ausdenken; gegen den Einfallsreichtum der Natur kam er nicht an. Nur indem es erbarmungslos wieder hell wurde, bekam alles eine neue Chance. Wer sich nicht dagegen sträubte, konnte sicher sein, dass er an diesem Geschenk teilhatte bis ans Ende seiner Tage. Die Sonne, der helle Wahnsinn … Eigentlich nicht zu fassen.

»Bald fahre ich nach Kyōto. Ich bin dann eine Weile weg«, sagte ich.

»Ach ja? Ich hab ’ne Idee: Wir könnten uns an deinem letzten Abend dort treffen und zusammen was essen gehen. Was meinst du? Reisklößchen oder Innereien oder ins Yoshiya … Jedenfalls in eine Kneipe, wo man gut und günstig essen kann. Hm, das Jimba wär auch was. Das Rinderschnitzel dort ist phantastisch.«

Ataru nannte einen Laden nach dem andern. Der kennt sich aber aus, dachte ich. Na ja, wenn man selber aus dem Gewerbe kommt …

Mich berührte, wie er sich einerseits um mein Wohl sorgte und andererseits ungeniert zeigte, wie gerne er in Kyōto mit mir etwas unternehmen würde. Ein netter Typ!

Ich fragte mich, ob ich jemals so aufmerksam und warmherzig war gegenüber jemandem, mit dem mich im Grunde so wenig verband. Ob ich bei meinem Sturz ins Bodenlose nicht vielmehr angstvoll die Augen verschlossen und blind vor mich hin gelebt hatte.

Erst wenn du ganz unten bist, unten auf dem Grund, erkennst du, dass deine Mitmenschen so nett sind, weil sie nicht davoneilen, weil sie sich Zeit nehmen und dir Zeit geben, sinnierte ich, während ich an meinem Kaffee nippte, und sah dabei schemenhaft meinen Opa vor mir, von dem ich soeben geträumt hatte.

»Sag mal, Ataru, hast du noch nie mit einer Frau geschlafen?«, fragte ich plötzlich.

Ataru schaute mich mit großen Augen an. »Willst du, dass ich über dich herfalle, oder was? Schon am Morgen? Wenn es unbedingt sein muss, würde ich es vielleicht schaffen. Aber ehrlich gesagt, lieber nicht.«

»Nein, nein, so war das nicht gemeint. In meinem Unterleib steckte ja 'ne Eisenstange. Rein physisch ginge es noch gar nicht. Ich würde wohl verbluten.«

Natürlich war das gelogen. Aber seit dem Unfall tischte ich diese Geschichte immer auf, wenn mich einer zu irgendwas überreden wollte. Sie war mein Trumpf, denn es gab nun mal Männer, die sich von mitleiderregenden Frauen wie mir unwiderstehlich angezogen fühlten.

Das Morgenlicht, der Kaffeegeruch, das Leben überhaupt – alles bekam schon wieder einen schalen, bitteren Nebengeschmack ... Ich schlug die Augen nieder, sah meine Wimpern, und auf einmal dachte ich an vergangene Zeiten zurück, als ich noch viel jünger war und die Wimpern gern tuschte.

»Ist ja furchtbar ... Aber, um deine ursprüngliche Frage zu beantworten: Doch, hab ich«, sagte Ataru.

»Wie kam es denn dazu? Das interessiert mich jetzt«, sagte ich.

»Meine ältere Schwester lud mal ihre Freundinnen bei sich zu Hause zu einer Party ein. Ich durfte auch dabei sein. Irgendwann waren wir alle mehr oder weniger betrunken. Ich war damals etwa fünfzehn. Wir lagen zusammengedrängt wie die Sardinen auf einem großen Bett, blödelten herum, dösten, und dann geschah es. Im Morgengrauen. Drei wahnsinnig hübsche Mädels zeigten mir, eine nach der andern, wie's geht, machten mich mit ihren Reizen ganz verrückt. Nicht, dass es richtig wild zugegangen wäre; es war eher wie ein langer, süßer Traum, ein Wunder«, schwärmte Ataru. »Natürlich ahnte ich schon damals, dass sich mir so eine Gelegenheit nicht alle Tage bieten würde. Ich stellte mir vor, was geschähe, wenn ich ihnen am nächsten oder übernächsten Tag auf der Straße zufällig wiederbegegnen würde; wenn sie meine gierigen Augen sähen, aus denen der Wunsch sprach, mich noch einmal von ihnen vernaschen zu lassen … Ich war mir sicher, sie würden mich ignorieren oder mit einem schnippischen Gesicht abfertigen. Ich wusste: Das ist deine einzige Chance. Jetzt. Und ich ergriff sie. Es war phantastisch, absolut geil.«

»Die Kinder von Eltern, die in den Sechzigern jung waren, sind geradezu zwanghaft in die romantische Liebe verliebt, findest du nicht auch?«

»Stimmt. Unsere Eltern glauben bis zum letzten Atemzug an die eine große Liebe. Und natürlich hoffen sie, dass diese Liebe nicht nur leidenschaftlich, sondern auch noch ewig ist.« Ataru hielt inne. »Aber das Kapitel Frauen ist für mich abgeschlossen. Sex mit Männern ist einfach entspannter, unbeschwerter. Das mag ich. Und wenn du einen Laden hast und dich auf die eine oder andere Frau einlässt, gerät dein Leben schnell durcheinander. Am Ende stehst du vor einem Scherbenhaufen und schaffst nicht mal mehr deine Arbeit … Überhaupt finde ich es jetzt viel schöner als früher, als ich noch hungrig und unersättlich war. Ein alltäglicher Moment wie dieser – hier der Kaffee, unsere Plauderei – bedeutet mir mehr als der Traum von einer romantischen Liebe. Ich stehe am Morgen gern auf. Ich kümmere mich gern um das Seelenheil meiner verstorbenen Mutter. Ich bereite mich jetzt auch gern auf ein neues Leben vor, konzentriere mich auf die Zeit danach, wenn dieses Haus nicht mehr steht. Ich mag das Gefühl, an mich selbst zu glauben, mir sicher zu sein, dass ich es irgendwie schaffen werde.«

»Das kann ich gut verstehen. Die Gewissheit, im entscheidenden Moment das Richtige zu tun, ist total wichtig. Erst als ich dem Tod so nahe war, begriff ich. Da wurden mir die Augen geöffnet.«

»Bestimmt hast du viel geschlafen und dich gut erholt. An einem wundervollen Ort.« Ataru lachte.

Er senkte seine schönen, sonnenbeschienenen Wimpern.

Die Tatami verströmten einen frischen, würzigen Geruch.

Was war das wohl … Er war nicht mein Freund, und es deutete sich auch nichts in diese Richtung an; er war sehr direkt und dabei doch supernett; beim Gedanken an sein erstes, unerwartetes Abenteuer grinste er schelmisch und geriet geradezu ins Schwärmen – und dieser Mann weckte in mir ein leises, zartes Gefühl, das etwas Verheißungsvolles hatte.

Er war vielleicht ein schräger Vogel, flatterhaft in seiner Art, sich auf alles einzulassen, was ihm über den Weg lief; und dennoch erschienen mir das Lächeln, das um seine Mundwinkel zuckte, die Hände, die die Kaffeetasse umschlossen, das vom Schlaf zerzauste Haar, die weit ausgestreckten Beine warum auch immer als Zeichen der Hoffnung.

Worauf sie hindeuteten, wusste ich nicht. Vielleicht würde sich alles wieder im Sand verlaufen. Aber die Lebensfreude, die in seinem Gesicht leuchtete, war ansteckend und machte mich in diesem Moment glücklich.

Selbst damals, als meine Hoffnung auf eine Schwangerschaft schwand und ich mich wie zerschlagen fühlte, wurde ich nie neidisch, wenn ich eine junge Mutter mit ihrem Baby sah.

Warum? Ganz einfach, weil die Mutter nicht ich war und das Baby nicht meins.

Wer in einer solchen Situation neidisch wird, hat es von seinen Eltern geerbt. Egal, wie man sich gerade fühlt – glücklichen Menschen oder kleinen Kindern wohnt eine positive Kraft inne, die sich wie von selbst und ohne jeden Vorbehalt auf die Umgebung überträgt. Ein Geschenk! Nach dem Unfall, als ich mich schwach und verletzlich fühlte, war ich meinen Eltern dankbar dafür gewesen, dass sie mich nicht zu einem Menschen voller Neid und Missgunst haben werden lassen.

In der Landschaft der Herzen besitzt das Gute eine große, die Menschen ergreifende Kraft.

*

Ich hatte mich bereits wieder an das Leben allein gewöhnt und auch an das unablässige Lärmen und Rumoren in der Wohnung, als Ataru mich eines Samstagabends in seine Tropenbar einlud. An dem Wochenende wollte ich noch zu meinen Eltern fahren. Ich hatte Heimweh nach meinem alten Zuhause und war etwas sentimental gestimmt. Da kamen mir die vielen Pflanzen und Blumen, in deren Schutz ich ungestört vor mich hin träumen konnte, gerade recht.

In der Bar, die wirklich ein Gewächshaus war, herrschte ein feuchtwarmes, angenehmes Klima. Das üppige Grün verströmte einen intensiven Geruch – als nahe ein Taifun, als befinde man sich mitten im Regenwald.

An kleinen Tischen, die zwischen den Blättern fast verschwanden, und an der Stehbar in der Mitte des Raums nippten die Gäste an ihren farbigen Drinks.

Hinter der Bar stand Atarus Schwester. Sie glich

dem Geist von Mutter Sazanka sehr, nur hatte sie kräftige Arme und glänzende, volle Lippen. Flink hantierte sie mit den Gläsern und schüttelte den Shaker mit unglaublicher Schnelligkeit.

Diese kleinen Dinge machen den Unterschied, dachte ich: der Reiz junger, duftender Haut, die saftige Süße eines Pfirsichs, einer frisch geernteten Wassermelone – mehr ist es nicht.

Das Pflanzendickicht war geschickt arrangiert, es wirkte wild und geordnet zugleich. Die Gäste plauderten leise miteinander, während sanfter Jazz das Gemurmel und Geflüster begleitete. Ein zauberhafter Dschungel.

Obwohl die Bar recht voll war, empfand ich sie nicht als laut. Vielleicht, weil von den Anwesenden eine positive Energie auszugehen schien. Die Gäste hatten offensichtlich ihren Spaß und genossen es, sich gegenseitig kleine Geheimnisse anzuvertrauen.

»Toller Laden«, sagte ich.

»Wir machen es auch gerne«, antwortete Atarus Schwester mit etwas heiserer Stimme. »Die Bar ist ja nur an Wochenenden geöffnet, ich freue mich jedes Mal darauf. Dafür lebe ich, dafür gebe ich alles. Es fühlt sich an wie in einer Strandbar. Das ganze Jahr über. Einfach toll.« Sie lachte.

»Kitakaze, du siehst wie deine Mutter aus …«

Dass ich diese nicht nur auf einem Foto, sondern leibhaftig (ob das der passende Ausdruck war?) gesehen hatte, traute ich mich nicht zu sagen.

»Sie war eine gute Mutter«, sagte Kitakaze. »Kein Wunder, dass mein Bruder so in sie vernarrt ist … Auch ich werde immer wieder traurig, wenn ich an ihren Tod denke. Manchmal weine ich wie ein Kind, mitten in der Nacht, und kann nicht mehr aufhören.«

»Schön, wenn man seine Mutter so in Erinnerung behält. Sie kann sich glücklich schätzen«, sagte ich.

»Danke. Natürlich konnte Mutter, trotz ihres heiteren Gemüts, auch mal ungeduldig und wütend sein. Sie hatte Durchfall, bekam ihre Periode, litt unter Liebeskummer … Aber, wie soll ich sagen, sie war stets dankbar für alles, was sie erleben durfte. Wenn sie zum Beispiel irgendwo aus dem Fenster schaute, schwärmte sie ungeniert drauflos: ›Wie schön doch das Leben ist! Da sagt es einfach danke in mir.‹ Das wirkte aber keineswegs peinlich oder übertrieben, hatte auch nichts mit der Hoffnung auf Geld oder Glück zu tun, nein; es war eben ihre Art, der natürliche Ausdruck dessen, was sie im Innersten ihrer Seele empfand. Oder so ähnlich. Jedenfalls war das typisch für sie«, erklärte Kitakaze mit Nachdruck in der Stimme.

Darauf sagte ich nur: »Dass du und dein Bruder Kinder dieser Frau sind, erstaunt mich nicht.«

Der schwere, feuchte Geruch stimmte mich zusehends melancholisch.

Hinter den ausladenden Wedeln der Sagopalme hörte ich Ataru, der sich mit einem Stammgast unterhielt, schallend lachen. Mir schien, als würde sich in ihm auf natürliche Weise der Letzte Wille seiner Mutter erfüllen, als würde er unbeschwert und fröhlich – wie jemand, der ein Liedchen vor sich hin pfeift – dieser Welt seine Dankbarkeit bezeugen.

Wie ich seit meinem Unfall.

Zwar hatte mir das Leben bisher nicht nur Gutes gebracht. Aber solange ich noch den Widerschein jenes regenbogenfarbenen Lichts vor meinem inneren Auge sah, erschien mir alles zutiefst bedeutungsvoll. Ich klammerte mich an nichts mehr in dieser Welt, nahm die Liebenswürdigkeit der Menschen, ihr Tun und Treiben aus einer gewissen Distanz wahr. Und gerade deswegen konnte ich ihre Schönheit sehen – wie eine nächtliche Lichterlandschaft, die sich in der Ferne vor mir ausbreitete.

Weil mir das Bedürfnis fehlte, mich zu binden, war ich umso dankbarer für die Gegenwart meiner Eltern. Dass sie lebten und mein Leben in ihrem aufgehoben war.

Das hatte nichts mit religiösen Gefühlen zu

tun. Ich hatte am eigenen Leib die überwältigende Macht von Leben und Tod gespürt. Angesichts dessen mochte alles klein und nichtig wirken. Doch das war nicht die ganze Wahrheit.

In all dem Schönen dieser Welt gibt es die Freiheit, das Hässliche zu sehen. Auch ein noch so schönes Lokal hat einen Hinterausgang, wo sich die stinkenden Küchenabfälle türmen. Hin und wieder kommen unangenehme Gäste. Man kann sich mit Alkohol in einen seligen Rausch trinken. Wer es aber übertreibt, muss seine Zeche mit Qualen bezahlen. So lauert, wo der Himmel ist, stets auch die Hölle.

Beides fest im Bewusstsein haben und frohen Mutes deinen Lebensweg gehen ... Verzweifelt strampelst du dich ab, kriegst Wasser in die Nase und wehrst dich prustend gegen das Ersticken, brichst dir die Knochen, liegst gefesselt im Bett, verfluchst die Ungerechtigkeit der Welt. Und dennoch strebst du diesem einen Moment entgegen, der dich vielleicht irgendwann für die erlittene Mühsal belohnt ... Was für ein Luxus, was für ein Geschenk ist es doch, dachte ich nur, dass du eine Zeitlang hier auf Erden sein darfst, in diesem großen, unerschöpflichen Leben.

*

In dem Atelier, in das ich nun nur noch wenige Male kommen würde, roch es muffig. Früher hatte mich als Erstes sein fast schmerzhaft vertrauter Geruch empfangen. Inzwischen hatte er sich verflüchtigt.

Als ich um die Mittagszeit ankam, öffnete ich zuerst die Fenster.

Beim Blick auf die Berglandschaft von Kyōto meint man, ein kühles Lüftchen zu spüren, doch in Wahrheit war es an einem frühsommerlichen Nachmittag wie diesem drückend heiß. Wenigstens kam durch die Fenster ein bisschen frische Luft, und es wurde erträglicher.

Wenn ein Mensch stirbt – was bedeutet das?, fragte ich mich wieder einmal, während ich gedankenverloren zum Himmel schaute.

Von einem Tag auf den andern kann man ihn nicht mehr sehen, nicht mehr berühren, der Körper ist nicht mehr da. Aber … so stimmt das auch wieder nicht, weil man selbst noch lebt.

Was hatte mich in meinem Zustand am meisten getröstet? War es die Zeit gewesen? Mein dickes Fell? Irgendeine Begebenheit?

Am frühen Nachmittag kam eine Transportfirma und holte die im Atelier verbliebenen Kunstwerke ab. Wegen der ungleichen Formen gestaltete sich das Verpacken schwierig. Einige der Skulpturen mussten zuerst in mehrere Einzelteile zerlegt werden. Dann hievte ein Kran die Fracht durch das Fenster und lud sie auf einen Laster. Die Skulpturen sollten nach Tōkyō gebracht und in einer Lagerhalle für Kunstgegenstände aufbewahrt werden. So war jederzeit ein problemloser Weitertransport, wohin auch immer, möglich.

Sobald die Fracht in Tōkyō war, wollte ich mit Yōichis Mutter zur Lagerhalle fahren, um zu sehen, ob alles in Ordnung war. Die Zusammenarbeit mit seiner Mutter klappte bestens. Wir telefonierten und mailten miteinander, als managten wir eine kleine Firma.

»Ach, ist das hier leer geworden«, sagte Ōsaki, ein Kunststudent, der oft hergekommen war, um Yōichi zu assistieren, und jetzt anderswo jobbte. Er hatte beim Verpacken und Verladen mitgeholfen.

»Gehen wir was essen?«, fragte ich.

»Ich hab ein paar Brötchen mitgebracht.«

»Und ich hab im Laden um die Ecke Tōfu gekauft. Dann essen wir den mit deinen Brötchen, mal was anderes.« Ich lachte. »Und Instantsuppe haben wir auch.«

»Na, ist doch wunderbar.«

Wir legten Zeitungspapier auf den Boden, machten Wasser heiß und verzehrten unser bescheidenes Mahl. Wie früher, dachte ich. Damals hatten wir mit Yōichi auch so am Boden gesessen, heißen

Hōjicha[*] getrunken und dazu etwas geknabbert. Jetzt war Yōichi nicht mehr da und vor unseren Augen auch keine Skulptur, an der er gerade arbeitete; aber die Stimmung war immer noch dieselbe.

»Wir könnten eine Party organisieren, was meinst du?«, fragte Ōsaki.

»Eine Party?«, sagte ich zögernd.

»Eine Abschlussparty. Musik, Bier und Wein, ein bisschen was zu essen, und natürlich darf auch eine Skulptur von Yōichi nicht fehlen. Wenn wir das Atelier einfach so zurücklassen, ohne ein kleines Fest, wird es den neuen Bewohner vielleicht nicht allzu freundlich empfangen«, meinte er.

Ich nickte. »Du hast recht, das machen wir. Ich kümmere mich um das Essen. Hab ja nicht umsonst jahrelang bei einem Italiener gejobbt. Wie wär's mit Bruschetta und Lasagne? Und dann laden wir Yōichis Freunde ein.«

»Genau. Alle, die ihn unterstützt haben, auch die Nachbarn und Yōichis Eltern. Und die Leute von der Galerie, okay?«

»Aber da sind jetzt gar keine Werke mehr …« Ich lachte.

»Wir holen die aus dem Garten rein.«

* Gerösteter grüner Tee (A. d. Ü.)

Tatsächlich hatte Yōichi nach dem Einzug einige Skulpturen im Garten aufgestellt, als Dank dafür, dass er das Atelier fast umsonst nutzen durfte.

»Sind die nicht zu schwer?«

»Drei Männer sollten das schaffen, und die Skulptur dort kann man, glaube ich, leicht auseinandernehmen.«

»Gut, dann stellen wir die hier in die Mitte.«

»Wo ist denn der kleine Tisch, der da gestanden hatte?«

»Den hat Yōichi mal spontan zusammengezimmert, aus Holzresten. Und zum Scherz ›Sayo Love‹ reingeschnitzt. Deshalb hab ich ihn zu mir genommen.«

»Oh, ein kostbares Erinnerungsstück!«

»Du sagst es.« Ich lachte.

»Aus Eisen und Holz konnte Yōichi alles machen.«

»Regale, Stühle, Fahrradständer …«

Je länger wir plauderten, desto wohler fühlte ich mich. Ich empfand eine große innere Ruhe, wie wenn es draußen nieselt. Als würde mich das Hier und Jetzt mit seiner Magie sanft umfangen.

»Übrigens, seit letzter Woche hab ich auf meinem Handy ein neues Hintergrundbild. Irgendwie wurde es langsam Zeit«, sagte ich.

»Was denn für eins?«, fragte Ōsaki.

»Eine Hündin aus der Nachbarschaft. Bald wird sie Junge werfen. Eines davon bekommen meine Eltern, und da ich öfter zu ihnen fahre, freue ich mich natürlich auch, und wie! Wir hatten schon mal einen Hund. Nach seinem Tod wollten meine Eltern keinen mehr, weil sie so an dem alten hingen. Sagten sie jedenfalls. Doch neulich wurden sie gefragt, ob sie Interesse an einem Welpen hätten. Da konnten sie offenbar nicht widerstehen. Bald ist es so weit, wir können es kaum erwarten. Ich habe die trächtige Hündin fotografiert und gleich zu meinem neuen Favoriten gemacht.«

»Und vorher war's natürlich …« Ōsaki schaute mich an.

»Genau, du vermutest richtig, ein Foto von Yōichi und mir. Ich war selber überrascht, ich hatte überhaupt kein Problem damit.«

»Wie nennt man das: der Lauf des Lebens.« Er lachte. Es war ein angenehmes, warmes Lachen.

»Sag mal, was machst du so in letzter Zeit? Ich meine, künstlerisch?«

»Radierungen. Hat mich total gepackt. So sehr, dass ich zum Schlafen gar nicht mehr nach Hause gehe.«

»Toll. Wenn ich das höre, möchte ich gleich noch mal Kunst studieren.«

In dem Moment spürte ich plötzlich auch wieder, wie gern ich noch lange mit Yōichi zusammen gewesen wäre. Hätte ich gewusst, dass ich so schnell wieder Abschied nehmen musste, hätte ich ihn längst geheiratet und mit ihm ein Kind gehabt. Das Familienleben ausgekostet bis zum Überdruss!

»Ich hab 'ne Freundin und möchte auf keinen Fall aufdringlich wirken. Aber ich finde, aus dir ist eine interessante Frau geworden, Sayo. Irgendwie viel interessanter als früher.«

Ich lachte. »Willst du mich trösten?«

»Nicht nötig, denn Yōichi hat dein wahres Wesen erkannt, glaube ich. Und zwar auf den ersten Blick.«

»Ich denke schon, dass er mich gesehen hat, wie ich wirklich bin. Aber warum hab ich dann nicht schon damals so frei und unbefangen gelebt wie jetzt? ... Na ja, ich wollte halt, dass meine Eltern sich keine Sorgen machen müssen. Ich glaubte, freier zu sein, wenn ich nicht auffalle, wenn ich mich an der Uni oder im Job äußerlich anpasse und nie was Provozierendes oder Missverständliches sage, egal, wo.«

Was ich an dieser Stelle verschwieg: Erst seit ich die wehklagend umherstreichenden Geister sehen konnte, hatte ich das Bedürfnis, mehr und mehr ich selbst zu sein und alles abzuschütteln, was irgendwie falsch an mir war.

Was, wenn ich nach meinem Tod die Gelegenheit verpassen würde, diese Welt für immer zu verlassen? Wenn mir das ewige Reich verschlossen blieb? Ich stellte mir vor, wie ich in Klamotten, die ich eigentlich gar nicht mochte, als Schatten meiner selbst ruhelos durch die Stadt streifte. Dann würden Yōichi und ich uns nie mehr wiederfinden. Das wollte ich auf keinen Fall. Ich wollte, dass meine Seele unübersehbar war wie ein buntes Fähnchen im Wind und ich meinem Opa, meinem Hund und Yōichi noch einmal begegnen konnte.

Wie lange es uns vergönnt ist zu leben, weiß niemand auf dieser Welt, aber mir schien, als würden wir Menschen in einem grenzenlosen Meer von Erbarmen dahintreiben. Wenn ich draußen nur ein paar Schritte machte, trat ich auf Ameisen und zerquetschte sie, ohne es überhaupt zu merken. Mit ähnlicher Wahrscheinlichkeit kommen wir Menschen zu Tode. Langsam kaute ich den Tōfu, ließ ihn im Mund zergehen, kostete seine kühle sämige Süße aus. Was für ein großes Glück, dachte ich. Wir haben nur das Jetzt, Augenblick für Augenblick, aber welch eine unerschöpfliche Fülle sich allein schon in einem einzigen Moment offenbart!

»Möchtest du Kaffee?«, sagte Ōsaki.

»O ja, und gern ein bisschen stark«, sagte ich.

Yōichi fehlte, aber sonst war alles wie früher. Als wäre die Zeit zurückgedreht worden.

In die Zeit von damals, als das Atelier erfüllt war von kreativer Energie, Träumen, Blödeleien, höchster Konzentration, vom Atem der Geister, die im Eisen und Holz hausten, von den Wirbeln und Stürmen in Yōichis Kopf, die durch seine Hände nach und nach Gestalt annahmen …

Obwohl wir in einem fast leeren Raum saßen, erschien er uns voller Leben, wie eh und je.

»Interessant, von den Leuten hier in Kyōto sagt niemand: ›Warum hast du dich so verändert und bist eine Frau geworden, die eher einem Mann gleicht? Hast du Yōichi vergessen?‹ Oder was in der Art.«

»Warum sollten sie? Bei dir in Tōkyō sagt doch auch keiner so was, oder?«

»Von Kyōto wegzuziehen macht mich total traurig.«

»Sayo, auch wir sind traurig wegen Yōichi und dir.«

Die Kaffeemaschine gluckerte vor sich hin, während der Geruch gerösteter Bohnen unsere Nasen umschmeichelte. Das Gluckern klang wie ein zärtliches Gebet.

So manches, was Yōichi und ich in diesem Atelier erlebt hatten, tauchte aus der Vergangenheit auf, wurde plötzlich wieder gegenwärtig – die vielen gemeinsamen Tage und Nächte, heitere und trübselige Stunden, was wir aßen und tranken, wie wir herumhüpften und lachten … Alles kehrte zurück und umfing mich wie ein lichter Nebel, oder war es eher eine spitze Harpune, die mit Wucht das Jetzt durchstieß, oder ein Traum, der mich in alte Zeiten entführte?

Kyōto war voller solcher Träume. Ein Ort, an dem ein reges Kommen und Gehen herrschte, wo man wie im Schlaf durch weite Zeiträume wandelte.

»Was Yōichis Werke betrifft … Wenn ich in Zukunft mal Hilfe benötige, darf ich dich wieder fragen?«

»Aber ja, natürlich. Durch meine Beziehungen kann ich auch noch mehr Leute organisieren, kein Problem«, sagte Ōsaki, ohne zu zögern.

Des Menschen guter Wille mochte nur selten zum Vorschein kommen, aber es gab ihn zweifellos, zart und feinfühlig, irgendwo im Verborgenen.

Je mehr du dir etwas wünschst, desto weniger wird es sich erfüllen – so hatte ich früher gedacht. Jetzt sahen meine Augen die Dinge ein wenig anders. Sie sahen auch Dinge, die sie früher nicht sehen konnten.

Yōichis Schöpfungen wohnte ein stilles Leuchten inne, als brenne darin eine Kerze. Blassgrün und bezaubernd schön. Ich weiß nicht, warum, doch dieses Leuchten spürte ich auch in meinem und Ōsakis Herzen. Würde es erlöschen, wenn wir von hier Abschied nehmen mussten? Oder würde es für immer mit uns sein?

Ich stellte mir vor, wie Yōichis Licht auf der Party unsere Herzen erleuchtet und wie diese leuchtenden Herzen wie Glühwürmchen durch den Raum schweben – was für ein magischer Moment!

Ich richte das Essen, alle haben ein Glas Wein oder eine Dose Bier in der Hand und erzählen einander – wohl ohne das Innerste preiszugeben – ihre Erinnerungen, Gedanken und Gefühle, während der Daimonji-Berg still durchs Fenster hereinschaut.

Bei diesem Zusammensein geht es nicht ums Essen und Trinken. Es geht darum, dass die in der Welt verstreuten Lichter zusammenfinden und sich an den strahlenden Gesichtern und Herzen erfreuen. War nicht vielleicht *das* die eigentliche Bedeutung von Yōichis Arbeit? Durch Kunst Leben zu schaffen … Aus dem Nichts Sein zu schöpfen … Ja, so war es! Etwas anderes konnte ich mir gar nicht mehr denken.

Und mochte jedes einzelne Licht noch so winzig

sein wie ein Glühwürmchen – es war da und würde niemals erlöschen.

»Lebst du allein?«, fragte Ōsaki.

»Ja«, sagte ich und lachte. »In einem Geisterhaus.«

»Siehst du wirklich welche?« Ōsaki schnitt eine angewiderte Grimasse.

»Na ja, es ist immer dieselbe Frau. Ich hab mich daran gewöhnt, sie als Mitbewohnerin zu akzeptieren.«

»Wie weit wirst du in deinem Leben noch gehen, Sayo …«

»Ja, wie weit wohl?«

Gute Frage, jetzt, wo es galt, dem Atelier bald adieu zu sagen.

Als ich im Herzen dachte: Danke für alles, es ist Zeit, mich auf den Weg zu machen – da meinte ich zu sehen, wie der Daimonji-Berg mir aus der Ferne zunickte.

*

»Ich bin jetzt in Kyōto, auf der Seite des Towers. Wohin soll ich fahren, zum Ginkaku-ji* oder Ka-

* Wörtl. »Tempel des Silbernen Pavillons«. Erbaut im 15. Jahrhundert, gehört die Tempelanlage mit dem Garten aus der Edo-Zeit zu den wichtigsten Sehenswürdigkeiten Kyōtos. (A. d. Ü.)

migamo-Schrein?«, hörte ich Atarus Stimme aus meinem Handy.

»Du bist tatsächlich gekommen …«

»Ja, ich bin gekommen,« sagte Ataru in einem Ton, als könnte er meine Überraschung nicht verstehen.

Wie soll man diese Reaktion beschreiben … Sie erinnerte mich an jemanden, der sich um nichts mehr sorgt, der in einem einzigen großen Raum lebt, und wenn ich da bin, ist gut, wenn nicht, na, dann eben nicht. Total cool. Vor Ataru hatte ich so etwas noch nie erlebt. Übertrieben gesagt, fühlte es sich an, als würde man neben einer Skulptur von Yōichi stehen. Die lässt einen auch machen, fragt nicht, ob jemand gestorben ist oder ob es einem gutgeht; ist einfach da unter dem großen, weiten Himmel.

Auf einmal ging mir ein seltsamer Gedanke durch den Kopf.

Genau wie damals, als ich … ja, tot war, dachte ich, fast ein wenig unangenehm berührt.

Wer im Herzen frei ist, macht auch die anderen Menschen frei. Doch um so abgeklärt und im wahrsten Sinne gleichgültig zu werden wie Ataru – wie unglaublich stark musste man da sein!

»Äh, fahr zum Kamigamo-Schrein, und ruf mich von dort an, ja?«, sagte ich endlich.

Wie früher würde ich mit einem Mann durch

Kyōto schlendern, zusammen etwas essen gehen, die Abendstimmung genießen ... Dass das eines Tages wieder möglich ist, hätte ich nie gedacht. Aber anders als bei Ōsaki, wo ich mich zusammenreißen musste, weil es um Yōichis Kunst ging, konnte ich mich bei Ataru ungeniert gehenlassen, konnte schwach und hilfsbedürftig sein.

Der Schrein war für Besucher bereits geschlossen. Jenseits des Zauns standen majestätisch die zwei spitzen, perfekt geformten Sandkegel*, als wären sie ein Werk moderner Kunst.

Ataru wartete schon.

»Komm, gehen wir ein wenig spazieren«, schlug er spontan vor.

Mein Gesicht verzog sich zu einem unsicheren Grinsen, das merkte ich selbst. Dann brach das Lachen aus mir heraus. Wie beim Anblick eines süßen, knuddeligen Hundes.

»Ist was?«, sagte Ataru.

»Gut, gehen wir spazieren«, sagte ich. »Was soll's denn sein? Fluss, Berg oder Stadt?«

»All die Möglichkeiten, die man hier hat, toll. Aber sag mal, warum hast du so gelacht?«

* Einer Legende zufolge soll der im Schrein verehrte Gott des Donners auf dem nahe gelegenen Berg Kōyama herniedergekommen sein. Die berühmten Sandkegel (jap. »tatezuna« – stehender Sand) sind heilige Darstellungen dieses Berges. (A. d. Ü.)

»Weil es mich freut, dass du gekommen bist. Und weil ich sehe, dass ich auch in Tōkyō ein Leben habe. Das freut mich.«

»Also, wohin gehen wir ... Noch etwas früh zum Essen, oder?«

»Wie wär's mit Entspannung in einem öffentlichen Badehaus gleich in der Nähe? Wenn wir etwas weiter Richtung Norden fahren, in die Berge, gibt's natürlich auch schöne heiße Quellen.«

»Das wär was!«, sagte Ataru.

Ich rief einen Kollegen an, der auch mit Ōsaki befreundet war und einen uralten Yaris hatte. Das Auto gehörte nicht ihm allein; er teilte es sich mit seinen Kumpels. Wie der Blitz kam er hergefahren und überließ uns die klapprige Kiste.

Ich setzte mich ans Steuer und nahm die Straße Richtung Kurama – es schien mir lange her seit jenem letzten Mal. Natürlich mit einem Abstecher nach Kibune, weil ich Ataru ein wenig die Gegend um Kyōto zeigen wollte.

»Sayo, ist der Unfall nicht irgendwo hier in der Nähe passiert?«, durchbrach Atarus Stimme plötzlich die Stille.

»Ja, aber das macht mir nichts aus. Außerdem muss ich mir meinen Nabel wieder holen.« Ich lachte.

Flott passierte ich jene Stelle. Wo er gestorben

war. Wo mein früheres Leben zu Ende gegangen war. Durch das offene Fenster hörte ich das sanfte Rauschen des Flusses. Die Luft am schattigen Ufer war wunderbar frisch. Sie kündigte an, dass sich hier bald viele Menschen vergnügen würden.

Natürlich geschah nichts.

Es ging schnell und fühlte sich beinahe gut an.

Nun ja, so überraschend war das nicht.

Ich würde alles, wirklich alles dafür tun, wenn sich die Zeit zurückdrehen und Yōichi wieder ins Leben holen lassen würde, dachte ich. Der Gedanke trieb mir die Tränen in die Augen.

Aber wenn es nicht sein sollte, war ich auch ganz zufrieden mit mir und meinem jetzigen Leben. Ich musste auch nicht unbedingt meinen Nabel wiederhaben. Ich wünschte mir nur, dass alle Menschen, die ich liebte, irgendwann eines natürlichen Todes starben. Selbst wenn sie über die ganze Welt verstreut wären und ich sie niemals wiedersehen würde – Hauptsache, es war ihnen vergönnt, möglichst viele schöne Jahre auf Erden zu verbringen.

Und ich selbst? Ich dachte: Du kannst auch ohne deine alte Seele leben. Ist gar nicht so übel. Du schaffst das schon. Da ohnehin vieles voller Unklarheiten und Unsicherheiten war, wollte ich so bescheiden wie möglich leben. Noch ein wenig von diesem, noch ein wenig von jenem – nein, das brauchte ich nicht. Mein Herzenswunsch war, einfach nur dankbar zu sein für jeden geschenkten Tag.

Ich empfand weder Freude noch Trauer, als ich die vertraute Landschaft von Kurama-Onsen mit seinem verschwenderischen Grün wiedersah. Ein beruhigendes Gefühl.

Ich räkelte mich im heißen Quellenbad, genoss den Ausblick auf die Berge ringsherum. Die Sonne schien kräftig. Keine alten Erinnerungen lebten wieder auf. Vielleicht, weil ich mit jemandem gekommen war, der diesen Ort zum ersten Mal besuchte? Ganz ins Schauen versunken, weideten sich meine Augen an dem saftigen Grün, als tankten sie neue Energie.

Wie damals trafen wir uns nach dem Bad in der Lobby des Gebäudes wieder. Als ich Ataru warten sah, erschien vage Yōichis Gestalt vor mir, und ich spürte einen dumpfen Schmerz. Aber die Trauer von früher, als ich überzeugt gewesen war, Kurama nie wieder besuchen zu können, war verschwunden. Ich hatte sogar das Gefühl, durch diesen Ausflug eine Erinnerung mehr gewonnen zu haben.

Den Rückweg nahmen wir nicht über Kibune, sondern fuhren am Kamo entlang direkt in die Stadt.

Auf Atarus Wunsch hin aßen wir am Abend in einer Kneipe des Kiyamachi-Viertels*, in der es viele kleine Gerichte mit Mochi gab. Danach kehrte Ataru in sein Hotel zurück und ich ins Atelier, weil ich dort noch einiges zu erledigen hatte. Dass er von mir nicht erwartete, bei ihm zu übernachten, schätzte ich sehr; es zeigte, was für ein reifer, erwachsener Mensch er war.

Nach dem Essen waren wir am Ufer des Takase entlangspaziert. Angesteckt von Atarus Begeisterung, ging mir selbst das Herz auf. In Begleitung eines Menschen, den ich erst seit kurzem kannte, fühlte sich alles taufrisch an, und ich spürte, wie Kyōto in meinem Innern zaghaft zu neuem Leben erwachte.

*

Ataru hatte sich mit einem Freund verabredet. Daher trafen wir uns erst am späteren Nachmittag beim Ginkaku-ji, um auf den Daimonji-Berg zu steigen. Die gleiche kleine Wanderung, die ich so liebte und die Yōichi und ich früher öfter gemacht hatten.

* Beliebtes Ausgeh- und Vergnügungsviertel in Kyōto. Die von Kneipen, Bars und Kirschbäumen gesäumte Straße führt an dem kanalartigen Takase-Flüsschen entlang. (A. d. Ü.)

Der Weg beginnt an der Bergseite des Tempels und endet mit einer langen, steilen Steintreppe. Gemächlich wanderten wir bergauf. Nach einer knappen Stunde erreichten wir den einen Ausläufer des Dai-Zeichens, setzten uns auf die Erde, da, wo jeweils die Abschiedsfeuer entzündet werden, und ließen unsere Blicke über Kyōto schweifen.

Durstig tranken wir von dem mitgebrachten Wasser. Der Ausblick auf die Stadt war phantastisch. Siehst du? Hier die Dōshisha-Uni mit den vielen Bäumen! An jenem Hügel dort die Feuerstellen des Hō-Zeichens!* Mit den Fingern erkundeten wir die im Abendlicht glitzernde Stadt – gerade noch rechtzeitig, bevor die Nacht hereinbrechen und alles im Dunkel versinken würde. Ein angenehm kühles Lüftchen trocknete unseren Schweiß.

»Sag mal, wenn du an einem bezaubernden Ort bist wie hier und auf die Stadt hinunterblickst … fragst du dich nie, was wäre, wenn nicht er, sondern du gestorben wärst?«, sagte Ataru plötzlich.

»Natürlich frage ich mich das«, antwortete ich.

»Wenn er nun eine junge hübsche Frau geheiratet und mit ihr ein Kind hätte, und du schaust vom

* Wörtl. »Gesetz«, »Lehre«, womit natürlich die Lehre Buddhas gemeint ist. Zum Ende der O-Bon-Zeit werden an fünf Berghängen rund um Kyōto Abschiedsfeuer entfacht. Das Hō-Zeichen befindet sich am Berg Matsugasaki, auch Daikokuten genannt. (A. d. Ü.)

Himmel herab und siehst, wie er sein Baby in den Armen hält – würde es dir weh tun? Sei bitte ganz ehrlich.« Ataru sprach leise, aber mit Nachdruck in der Stimme.

Was war wohl in seinem Privatleben gerade los? »Na ja, schon«, sagte ich irritiert. »Aber es wäre vielleicht doch noch besser als das Gegenteil. Glaub ich jedenfalls.«

»Das Gegenteil?«

»Yōichi lässt den Kopf hängen, versinkt in Trauer und Trübsal, schlägt alle Avancen von Frauen aus, umgibt sich mit Andenken und Fotos von mir, kehrt immer sofort nach Hause zurück, kocht allein und isst allein, schläft allein … Klar, eher unwahrscheinlich, aber wenn ich mir so ein Leben vorstelle …«

»Also, ich fände das super.« Ataru lachte.

Ich fuhr fort: »Dachte ich zuerst auch. Eine kurze finstere Freude. Aber dann habe ich gemerkt, nein, das will nicht. Wenn ich mir vorstelle, wie er sich in seinem Leben kläglich an mich klammert … Da hab ich ein ungutes Gefühl. Du verstehst, hier in der Bauchgegend. Seit sich da eine Stange reingebohrt hat, bin ich empfindlich geworden.«

»Sagt man nicht, der Bauch sei unser zweites Gehirn?«

Ataru schaute fast andächtig auf meinen Bauch. Hinter ihm steile, grün bewachsene Berghänge. Wieder dachte ich, ach, wie schön ist es doch, nicht allein in Kyōto zu sein.

»Weißt du, ich habe lange, lange nachgedacht. Gesetzt den Fall, er hätte ein junges Mädchen geheiratet und mit ihr ein Kind, er würde jeden Tag schlemmen und immer dicker werden, wie im Rausch ein Kunstwerk nach dem andern schaffen und sich kaum oder gar nicht mehr an mich erinnern – wenn dem wirklich so wäre, ja, dann würde es mich schmerzen. Wenn er aber in seinem glücklichen Leben hin und wieder an mich denken würde; wenn das, was er an mir gemocht hat, ein strahlendes Lächeln auf sein Gesicht zaubern würde; wenn er dann, vielleicht mit einer Träne im Auge, zum Himmel aufschauen und darum beten würde, dass es mir gutgeht – das wäre schön, selbst wenn es nur seltene, kurze Momente sind. Schöner jedenfalls, als wenn er in Grabesstimmung immer nur an mein trauriges Ende denkt. Meinst du nicht auch?«

»Das heißt, deine Seele braucht Nahrung und möchte ab und zu ein bisschen gehätschelt werden, oder? *Wenn du auf der Bay Bridge eine Sternschnuppe siehst, ruf meinen Namen, call me again …*«

»Genau, genau. Ach, da werde ich ganz nostalgisch. Yanagi Jōji. Ein wunderbares Lied*.« Ich lachte.

Ataru fuhr fort: *»Am Abend, wenn der Wind sich schlafen legt und am Himmel über der Stadt eine Wolke ihres Weges zieht, sing dieses Lied für mich …«*

»Würde jemand anders so über meine Befindlichkeit reden, käme ich mir verarscht vor. Aber komisch, bei dir ist das nicht so. Vielleicht, weil ich dieses Lied mag. Es ist zwar nicht die Bay Bridge, aber oft stand ich auf der Brücke bei Demachiyanagi**, sah die weite Flusslandschaft vor mir und erinnerte mich plötzlich an genau dieses Lied. Ich fühlte mich darin aufgehoben. Es passt zu mir und auch zu ihm.«

»Tja, jeder von uns muss irgendwann Abschied nehmen. Jeder.«

Wie wahr. Ataru sprach mir direkt aus dem Herzen.

Yōichi, der Leonard Cohen und die amerikanische Musik so sehr geliebt hatte, kannte kaum ein japanisches Lied … Umso mehr freute es

* Wenn du auf der Bay Bridge … stammt aus Yanagis Lied Yuigon (»Letzte Worte«). Mit der »Bay Bridge« ist die Hängebrücke in der Bucht von Yokohama gemeint. (A. d. Ü.)

** Die Brücke in Kyōto befindet sich fast an derselben Stelle, wo Sayo mit Yōichi über die Steinplatten im Fluss von einem Ufer zum andern gehüpft ist. (A. d. Ü.)

mich, dass Ataru sich an dieses Lied, das man nur noch selten hörte, wie selbstverständlich erinnerte.

Gemeinsam sangen wir:

Ich ging auf verschlungenen Pfaden
Doch meinen einzigen Traum, bitte
Begrabt ihn nicht in der dunklen Erde.

Zufällig waren Spaziergänger in der Nähe. Sie dachten wohl, wir wären ein vergnügtes, glückliches Pärchen, und kicherten amüsiert, während andere verstohlen zu uns herüberschauten.

Niemand kannte die Wahrheit. Aber das störte mich nicht. Schließlich wusste ich ja selber nicht recht, was mit mir los war.

Ich empfand Sympathie für diese Leute, fühlte mich ihnen nahe. Wie der Wind, der uns alle sanft und zärtlich umfächelte.

Am liebsten hätte ich die Stadt, die ausgebreitet zu meinen Füßen lag, umarmt, und zugleich fühlte ich mich dem unendlichen Himmel über mir ganz nah. Ja, man kann es fast Glück nennen, so schön war dieser Moment.

*

Am Morgen, als ich allein in meinem Zimmer war, blieb es in der Geistervilla Kanayama zur Abwechslung mal ruhig.

Auch wenn das Haus eines Tages verschwindet, wird Mutter Sazanka wohl weiterhin auf ihre Straße hinunterblicken. Im Herzen von Ataru oder in irgendeiner anderen Welt.

Ob es Geister gibt oder nicht, ob man sie sehen kann oder nicht, ob sie lebendig sind oder tot – diese Fragen waren mir gleichgültig. Es ist wie eine Halluzination. Es gibt hier nämlich alles. Doch die Menschen ziehen gerne Grenzen.

Tut man es hingegen nicht, dann ist alles eins. So wie alles gleichermaßen den Segen der Sonne empfängt – sei es nun das feuchte, schwammige Moos oder die Myriaden von Mikroorganismen, die sich darin tummeln.

Natürlich merkte ich, dass die Leute in meiner Umgebung mich komisch fanden. Und dass ich das Gleiche erzählte wie jemand, der dem Tod sehr, sehr nahe war, wusste ich auch. Vor allem aber kannte ich das peinigende Gefühl, die Erfahrung jemandem mitteilen zu wollen und doch zu wissen, dass es nicht möglich ist.

Ich wohnte in einem Geisterhaus, war selbst ein halber Geist und dabei gar nicht mal so unglücklich.

Ataru wird auch heute wieder nach Hause kommen – oder vielleicht auch nicht. Wir werden einen Tee trinken – oder vielleicht doch nicht. Eines Tages werden sich unsere Wege trennen. Das kann morgen sein oder auch erst in zwanzig Jahren. Wie Mikroorganismen frei im Wasser schwimmen, so schweben wir frei in der Luft, finden zueinander, entfernen uns voneinander. Das große Ganze nicht recht begreifend, gehen wir voran oder lassen uns gehen, sind nachgiebig oder hartnäckig; ein kleines Teilchen im quirligen Leben.

Gesund fühlte ich mich zwar keineswegs, aber ich lebte. Daran gab es keinen Zweifel. Und wohin es die Menschen auch verschlägt – sie begegnen immer jemandem. Jemandem, dem man nur begegnen kann, solange man lebt.

Ich rief Yōichis Familie an: »Ich schlage vor, wir treffen uns heute um 16 Uhr am Bahnhof Shinbashi, am Ausgang Shiodome. Geht das? Und anlässlich der Ausstellung im Kirishima-Open-Air-Museum wollte ich fragen, ob ihr nun wirklich mitkommt? Und wie viele Übernachtungen?«

»Papa würde gerne einen Tag im Seagaia Resort in Miyazaki verbringen, da war er schon öfter«, sagte Yōichis Mutter. »Was meinst du?«

»Von mir aus kein Problem. Dann reserviere ich für uns alle«, sagte ich.

Ihre Stimme war mir so vertraut, als sie weitersprach: »Ich frage noch einen Freund von Papa. Er kann bestimmt etwas arrangieren, damit wir richtig gute Zimmer bekommen.«

»Super. Ich reserviere also nur die Zimmer in Kirishima. Wir fahren übernächsten Monat, vom dritten bis zum fünften, ja?« Ich notierte das Datum in meinem Kalender. »Chicken Nanban*, Hähnchen vom Holzkohlengrill – mmh, mir läuft schon jetzt das Wasser im Mund zusammen. Und den Udo-Schrein möchte ich auch besuchen. Ich glaube, es war in der Oberschule, da haben Yōichi und ich Glückssteine geworfen und die Mulde auf dem Schildkrötenfels sogar getroffen** … Vielleicht kann ich da jetzt wieder hingehen, ohne heulen zu müssen.«

Mit heller, fast fröhlicher Stimme sagte Yōichis Mutter: »Weißt du, ich dachte, so etwas wäre gar nicht mehr möglich … Dass wir wie eine Familie zusammen verreisen. Ich dachte, Papa und ich würden für immer allein bleiben. Wir hatten

* Das in mundgroße Stücke geschnittene Hühnerfleisch wird süßsauer mariniert, frittiert und mit Sauce tartare serviert. Eine Spezialität von Miyazaki. (A. d. Ü.)

** Der Schrein liegt spektakulär an einer Steilküste in der Nähe von Miyazaki und soll der Überlieferung nach Ehe, Schwangerschaft und Geburt positiv beeinflussen. Am Fuß der Klippe befindet sich ein schildkrötenförmiger Felsen. Die Legende besagt, dass für jeden Glücksstein, der in der Mulde landet, ein Wunsch in Erfüllung geht. (A. d. Ü.)

uns doch so viel Mühe gegeben, und dann dieser Schlag. Warum, fragte ich mich immer wieder, aber wenigstens blieben uns viele schöne Erinnerungen, das war ein gewisser Trost und half mir, die Realität zu akzeptieren. Als Mutter waren mir seine Kunstwerke, ehrlich gesagt, egal. Darum ging es nicht. Ich wollte einzig und allein meinen Sohn zurückhaben. Doch Yōichi hat vorgesorgt und uns Sayochan geschenkt. Damit wir uns nicht einsam und verlassen fühlen.«

»Das ist doch schön. Und falls ich irgendwann ein Kind zur Welt bringe, betrachtet es bitte als euer Enkelkind. Auch mich freut es, wenn wir hin und wieder zusammen etwas unternehmen können. Das verspreche ich euch.«

Noch immer dachte ich manchmal, dass es besser gewesen wäre, wenn es nicht ihn, sondern mich erwischt hätte. Dann spürte ich tief in meiner Brust einen leichten Schmerz. Von der Last des Überlebens war immer noch etwas übrig, und ich nahm mir vor, diese Schwere wie ein kostbares Gut im Herzen zu tragen.

»Es tut mir leid, dass ich dich immer mit meinen Sorgen belästige. Wenn es dich nicht gäbe, Sayochan – wer weiß, was aus Papa und mir geworden wäre. Vielleicht wäre unsere Ehe an dem ganzen Leid zerbrochen. Und nicht nur das. Da wir nicht in der Lage sind, uns um Yōichis Werk zu kümmern, würden die Zeugnisse seines Lebens bei Wind und Wetter wohl langsam verfallen und verrosten und irgendwann weggeräumt werden wie Müll«, sagte die Mutter.

»Du darfst so lange und so viel von Yōichi erzählen, wie du möchtest. Das macht mir gar nichts aus. Ich fühle mich frei. Wenn du traurig bist, lass deinem Schmerz und deinen Tränen freien Lauf. Ich kann zwar nichts für dich tun, außer bei dir zu sein, für dich da zu sein. Denn nicht nur Yōichi, auch euch, seinen Vater und seine Mutter, liebe ich sehr. Und seine Kunstwerke sind wie meine eigenen Kinder«, sagte ich. »Außerdem sind sie nicht das einzige Zeugnis seines Lebens; Yōichi hat in dieser Welt tatsächlich gelebt. Das ist genauso wichtig.«

Nachdem seine Mutter sich für den Anruf bedankt hatte, legte ich ohne ein weiteres Wort auf.

Wie reich ist doch die Welt … Ob man lebt oder tot ist, macht eigentlich keinen Unterschied. Und die Wahrheit ist: Alle haben alles in sich. Das merkt man aber erst, wenn man dem Tod schon einmal begegnet ist.

In meinem kaum eingerichteten Zimmer roch es würzig nach Reisstroh; besonders an der Stelle, wo die Sonne auf die frisch bespannten Tatamimatten fiel. Lange dachte ich über den Tod und das Leben nach. Und wie beim Kombu*, der sein intensives, unerschöpfliches Aroma beim Erhitzen nach und nach an die Flüssigkeit abgibt, flutete die Freude über die Fülle des Lebens durch meinen ganzen Körper. Nur in der Bauchgegend wurden die Wellen ein wenig schwächer, das spürte ich, um dann aber gleich wieder an Kraft zu gewinnen.

*

Yōichis Werke waren unversehrt angekommen. Nachdem wir alles überprüft hatten, luden mich seine Eltern zu einem einfachen Abendessen ein. Auf dem Heimweg bekam ich plötzlich Lust, im Shiri-Shiri vorbeizuschauen.

Am Rand der Theke saß wie immer die Geisterfrau.

Gelangweilt spielte sie mit ihrem langen Haar, schien sich aber hier wohlzufühlen. Ich schaute ihr gebannt zu.

Als Shingaki mir etwas Kleines zum Essen hinschob, sagte er: »Sayochan, bist du da gewesen? Du hast dir deinen Nabel wiedergeholt, stimmt's?«

* Getrockneter Riementang. In der japanischen Küche unentbehrlich für die Zubereitung von Dashi-Brühe. Sie bildet die Grundlage für viele Suppen (z. B. Misoshiru) und Eintopfgerichte. (A. d. Ü.)

Ich war baff.

»Woher weißt du das?«

»Hm, vielleicht, weil meine Oma eine Yuta, eine Schamanin, war? Und ich bin auch ein bisschen davon angehaucht – sādaka, wie man das in Okinawa nennt. Das heißt, für gewisse Dinge hab ich so was wie einen sechsten Sinn.«

Natürlich wusste er irgendwo im Hinterkopf, dass ich nach Kyōto gefahren war. Die Möglichkeit, dort mehr oder weniger zufällig wieder an der Unfallstelle vorbeizukommen, bestand also durchaus. Er hätte seine Bemerkung auf gut Glück machen können, aber so war es nicht; was er sagte, schien er tatsächlich zu spüren oder gar zu sehen. Seelenruhig sprach er mich auf den Nabel an, wie wenn man zu jemandem sagt: Du hast da einen Fussel im Haar.

»Okinawas Ausdrücke sind mir nicht geläufig, aber ich verstehe ungefähr … Du kannst also auch diese … äh … Frau hier sehen, die manchmal an der Theke sitzt?«

»Genau, deswegen halte ich doch ihren Platz immer frei«, sagte Shingaki mit größter Selbstverständlichkeit. »Ich hab übrigens auch deinen verstorbenen Mann gesehen, Sayochan. Ein junger, gutaussehender Typ von kräftiger Statur. Er war immer bei dir.«

»Wo denn?«

Ich drehte mich um, aber da war niemand.

»Na ja, ich hab ihn nicht immer gesehen oder wirklich gesehen. Und meistens nur sehr flüchtig. Aber auch jetzt kann ich ihn spüren. Damals, als du mit deinem neuen Freund herkamst und ich hinter dir Yōichis Gestalt sah, dachte ich traurig, wie doch die Zeit vergeht, und verdrückte ein paar Tränen. Ich mag dich ja auch sehr gern, Sayochan, deswegen ist es für uns alle schmerzhaft. Sie vermischen sich einfach so, diese und jene Welt. Weil sie im Grunde von Anfang an vermischt sind. Doch wir Menschen wollen eben, dass sie sich nicht zu sehr vermischen, und versuchen fleißig, uns im eintönigen Alltag davor zu schützen.«

Shingakis direkte, unverblümte Art beeindruckte mich. Leuten aus Okinawa fiel es offenbar leichter, jene andere Welt anzunehmen, sich mit ihr anzufreunden, und etwas beschwipst dachte ich, so sollte es eigentlich sein, so lebt es sich besser in dieser Welt.

»Von daher sind Kneipen und Bars überaus nützlich. Du weißt, der liebe Alkohol … Mit seiner Hilfe kann jeder ein wenig Gepäck abladen und offen werden für jene andere Welt. Solange man nicht zu viel trinkt, ist das schon in Ordnung, finde ich.« Shingaki lächelte. Dann wurde er plötzlich ernst und sagte: »Die Frau, die immer da drüben sitzt, ist übrigens meine Schwester. Sie ist gestorben. Ich sehe sie nur ab und zu, aber ich glaube, sie kommt hierher, um mich zu beschützen.«

»Was soll ich jetzt sagen … Es tut mir leid. Und ich sitze da mit einem Gesicht, als wäre ich die Einzige, der es beschissen geht.«

»Wenn man nicht mal mehr in der Bar seine Gefühle zeigen darf, wo denn sonst?«

»Schon, aber meine Sorgen nehme ich vielleicht doch etwas zu wichtig«, sagte ich entschuldigend.

»Sayochan, du liebst diesen schwulen jungen Mann, oder?«, sagte Shingaki.

»Ich mag ihn, aber nicht so, wie du denkst. Im Moment kann ich niemanden wirklich lieben. Ich fühle mich immer noch wie eine trauernde Witwe.«

»Ich … also, wenn ich sagen würde, dass ich an dir keinen Gefallen finde, würde ich lügen. Aber unsere Beziehung ist durch diese Theke definiert, und letztlich möchte ich ja doch nur ein bisschen Trost und Ablenkung. Wenn ich dich sehe, denke ich, wie schön, dass du da bist, und fühle eine große innere Ruhe. Wohl weil du dem Tod so nahe warst, wirkst du viel lebendiger als andere Leute, Sayochan.«

Shingakis Worte trafen mich unerwartet heftig, als hätte ich einen Korb bekommen.

Doch das Gefühl, das in mir aufwallte – es bedeutete, dass das Blut, das durch meine Adern strömte, warm war, und auf einmal verspürte ich den Drang, mich selbst zu umarmen.

»Schön, wenn ich dir ein klein wenig nützlich sein kann«, sagte ich und trank schweigend meinen Awamori.

Er schmeckte anders als sonst. Prickelnd, wie wenn sich eine neue Beziehung anbahnt.

Draußen die Nacht, drinnen eine Theke, die in allen Farben schillerte. Die Eiswürfel im Glas türmten sich majestätisch zu einem glitzernden Kristallberg. Keine Frage, ich war betrunken.

Wortlos schaute ich auf das Eis. Wenn ich gestorben wäre, könnte ich jetzt dieses Glitzern vor mir nicht sehen. Eine vergängliche Schönheit, die unaufhaltsam dahinschmilzt.

Seine Stimme riss mich aus meiner Träumerei. Ich hatte ihn fast vergessen.

»Meine Schwester ist drei Jahre älter als ich und kam zu uns, als Vater starb. Sie war ein uneheliches Kind meines Vaters, aber Mutter nahm sie auf, als wäre sie ihre eigene Tochter. Ich, ein pubertierender Junge im Mittelschulalter, fand sie unglaublich schön und verliebte mich sofort in sie. Und wie! Aber ich verbarg meine Gefühle vor ihr, bis ich zwanzig war. Und auch sie sagte mit keinem Wort, was sie mir gegenüber empfand. Bis meine Schwester dreißig wurde, berührten wir uns nicht mal an den Händen. Wir wussten aber auch so genau, wie es in unseren Herzen aussah.

Als für meine Schwester eine Heirat arrangiert werden sollte, sind wir abgehauen, nach Tōkyō. Ließen unsere Mutter im Stich, obwohl sie meine Schwester immer gut behandelt hatte, so gut wie niemand sonst. Wir lebten heimlich wie ein Ehepaar, hatten unsere eigene kleine Kneipe, in einer Unterführung beim Bahnhof Shibuya. Doch eines Tages kam meine Schwester bei einem Verkehrsunfall ums Leben. Ich war allein mit unserem gemeinsamen Sohn, den sie ohne Komplikationen zur Welt gebracht hatte. In meiner Heimat konnte ich sie natürlich nicht beerdigen, deshalb liegt ihre Urne auf einem Friedhof hier in Tōkyō.

Jetzt, wo ich Witwer bin, hat sich meine Mutter mit der Situation abgefunden und wohnt jedes Jahr für ein paar Monate bei mir und meinem Sohn. Die Verwandten wissen nach wie vor nichts über die wahren Umstände. Klar, im Innersten empfindet Mutter immer noch einen gewissen Groll und nimmt mir übel, was wir ihr angetan haben. Aber das Kind ist einfach zu süß. Das entschädigt sie ein wenig, denke ich. So versuchen wir, einander nicht zu provozieren, nicht zu verletzen, einfach in

Frieden zu leben. Wer weiß, was passieren würde, wenn es zu einem Knall käme …

Vielleicht ist es dir unangenehm, was ich da erzähle, Sayochan. Wegen des Verkehrsunfalls und so. Ach ja, mein Sohn ist übrigens zehn. Wollte ich eigentlich nicht sagen, weil dich mein Privatleben wohl kaum interessiert. Aber wenn ich um ein Uhr früh nach Hause komme, werde ich zum Papa. Das gibt mir die Kraft für diesen harten Job hier.«

»Ach, so ist das«, sagte ich nur.

Dann schwiegen wir beide.

Tränen rannen mir über die Wangen, tropften auf die Theke. Eine nach der andern.

Sie saß da und schaute zu mir herüber. In ihren Augen lag etwas Warmes, Zärtliches, das ich so noch nie wahrgenommen hatte. Ich weiß nicht, warum, aber mir schien, als erspähte ich darin einen Hauch von Glück.

Nanu, du hast dich getäuscht, dachte ich beschämt. Deine Augen sind wohl blind gewesen.

»Ich würde deinen kleinen Jungen gern mal kennenlernen«, sagte ich. »Ich kann auch jederzeit helfen. Mit ihm spielen, was unternehmen. Ihn zur Schule begleiten und wieder abholen, was auch immer. Ich hab Zeit.«

»Ich danke dir«, sagte er.

Eine Beziehung, die von der leisen Faszination und Verlockung des anderen Geschlechts lebt, wäre auch okay gewesen, aber als eine Art Gefährte oder Verbündeter war er mir viel näher.

Die Sehnsucht nach etwas Leuchtendem, Strahlendem – sie war das Einzige, was ich besaß, und ich wusste, dass mir niemand diese Sehnsucht je würde nehmen können. War das nicht aus einem Lied? Ach ja … Auf einmal dachte ich an den Daimonji-Berg, wie Ataru und ich dort oben gesungen hatten, und lachte.

Wir alle wissen nicht
Was uns auf dem Weg erwartet
Welch geheimnisvollen Tage und Nächte …

So hieß es in dem Lied aus meiner Kindheit, das ich nach all den Jahren fast vergessen hatte.*

»Sayochan, man merkt dir an, dass du deinen Nabel wiederhast. Wie du lachst! Ich hab das Gefühl, er ist von selbst zu dir zurückgekommen, weil du nicht versucht hast, auf Teufel komm raus was zu erzwingen«, sagte Shingaki mit wehmütigen Augen und schaute in die Ferne, als wären dort

* Der berühmte Song von Yoshito Machida (Musik) und Tokiko Iwatani (Text) stammt aus der Anime-Serie Takarajima (»Schatzinsel«), die 1978–79 im japanischen Fernsehen lief. (A. d. Ü.)

Berge, das Meer oder ein Regenbogen, der sich über den Himmel spannt.

»Ist er das?« Ich sah ihn fragend an. »Wie auch immer, ich kann mit beidem leben – mit oder ohne Nabel. Ich bin ja hier, und daran gibt es wohl keinen Zweifel, oder?«

Banana Yoshimoto im Diogenes Verlag

»Eine Romanautorin als Jugendidol – bei uns unvorstellbar. In Japan jedoch hat Banana Yoshimoto genau das geschafft.« *Petra, Hamburg*

»Banana Yoshimoto schreibt wunderbar subtile, wundersam verstörende Bücher, in denen Japans Jugend endlich eine Stimme bekommt.« *Stern, Hamburg*

Kitchen
Aus dem Japanischen von Wolfgang E. Schlecht. Mit einem Essay von Giorgio Amitrano

N. P.
Roman. Deutsch von Annelie Ortmanns-Suzuki

Tsugumi
Roman. Deutsch von Annelie Ortmanns

Dornröschenschlaf
Drei Erzählungen von der Nacht. Deutsch von Annelie Ortmanns, Gisela Ogasa und Anita Brockmann

Amrita
Roman. Deutsch von Annelie Ortmanns

Sly
Roman. Deutsch von Anita Brockmann

Federkleid
Roman. Deutsch von Thomas Eggenberg

Mein Körper weiß alles
Dreizehn Geschichten. Deutsch von Annelie Ortmanns und Thomas Eggenberg

Ihre Nacht
Roman. Deutsch von Thomas Eggenberg

Der See
Roman. Deutsch von Thomas Eggenberg

Moshi Moshi
Roman. Deutsch von Matthias Pfeifer

Lebensgeister
Deutsch von Thomas Eggenberg

Erinnerungen aus der Sackgasse
Fünf Erzählungen. Deutsch von Annelie Ortmanns

Folgende Titel sind zurzeit ausschließlich als eBook erhältlich:

Hard-boiled. Hard Luck
Zwei Erzählungen. Deutsch von Annelie Ortmanns

Eidechse
Erzählungen. Deutsch von Anita Brockmann und Annelie Ortmanns